HCG: ABNEHMEN MIT DER HCG-DIÄT - DAS KOCHBUCH

DAS KOCHBUCH ZUR STOFFWECHSELKUR, MIT LECKEREN REZEPTEN FÜR SCHNELLES UND MÜHELOSES ABNEHMEN

Sabrina Keller

1.Auflage 2016

ISBN: 1530062063
ISBN-13: 978-1530062065

HAFTUNGSAUSSCHLUSS

Die Inhalte dieses Buches wurden mit größter Sorgfalt erstellt. Für die Richtigkeit, Vollständigkeit und Aktualität der Inhalte können wir jedoch keine Gewähr übernehmen. Sie spiegeln die persönliche Meinung und Erfahrung des Autors wider. Der Autor übernimmt daher keine juristische Verantwortung oder Haftung für Schäden, die durch eventuelle Fehler oder kontraproduktive Ausübung durch den Leser entstehen. Dieses Buch ist eine Anleitung zu möglichen Erfolgsstrategien und keine Garantie für Erfolge. Der Autor übernimmt daher keine Verantwortung für das Nicht-Erreichen der im Buch beschriebenen Ziele. Dieses Buch enthält Links zu externen Webseiten Dritter, auf deren Inhalte wir keinen Einfluss haben. Deshalb können wir für diese fremden Inhalte auch keine Gewähr übernehmen. Für die Inhalte der verlinkten Seiten ist stets der jeweilige Anbieter oder Betreiber der Seiten verantwortlich. Die verlinkten Seiten wurden zum Zeitpunkt der Verlinkung auf mögliche Rechtsverstöße überprüft. Rechtswidrige Inhalte waren zum Zeitpunkt der Verlinkung nicht erkennbar. Eine permanente inhaltliche Kontrolle der verlinkten Seiten ist jedoch ohne konkrete Anhaltspunkte einer Rechtsverletzung nicht zumutbar. Bei Bekanntwerden von Rechtsverletzungen werden wir derartige Links umgehend entfernen.

INHALTSVERZEICHNIS

KAPITEL 1

GEWUSST, WIE

Hallo, mein Name ist Sabrina Keller und als allererstes möchte ich mich bei Ihnen dafür bedanken, dass Sie „hCG: Abnehmen mit der hCG-Diät - Das Kochbuch“ gekauft haben.

Dieses Buch beinhaltet die leckersten und kreativsten Rezepte der hCG-Küche, die ein erfolgreiches Durchführen der Diätkur garantieren.

Wie viele Diäten mussten Sie schon ausprobieren, die einen schnellen Erfolg versprachen, doch nicht nur extrem anstrengend waren, sondern nach ihrem Ende auch alles Versprochene ins Gegenteil verworfen haben? Es kursieren unzählige Mythen und Methoden da draußen, wie man am schnellsten und effektivsten Gewicht verlieren kann, doch die wenigsten davon garantieren ein langfristiges Ergebnis und gehen mit einem gesunden Lebensstil konform. Wir sehnen uns doch alle nach der Traumfigur, dem sportlichen Körper und der Möglichkeit, alles tragen zu können, was uns gefällt. Für viele liegt dies jedoch außer Reichweite, denn sie hängen nicht nur an dubiosen Diäten fest, ihr Lebensentwurf, ihre Vorlieben und ihre Genetik stellen oft ein großes Hindernis dar. Das ist jedoch auf keinen Fall verwerflich oder zeugt von einer schlechten Disziplin. Nein, es ist viel mehr die Nachfrage Ihres Körpers auf eine Lebensweise und Ernährung, die sich ihm anpasst und ihn respektiert. Dies alles verbindet die hCG-Diät. Mit ihrem Konzept ist es Ihnen nicht nur erlaubt, auch mal zu schlemmen, Sie gehen auch gezielt auf Ihren Körper ein und berücksichtigen seine Funktionen. Natürlich geht das alles nicht ohne ein klein wenig Sport, aber der ist in jedem Fall wichtig.

Wenn auch Sie die Nase voll haben von leeren Versprechen und kurzfristigen Ergebnissen, dann liegen Sie mit diesem Buch goldrichtig. In den folgenden Kapiteln werden Sie die leckersten und kreativsten Rezepte anhand des hCG-Konzeptes kennenlernen.

Lassen Sie uns also schnell zu Ihrem Traumgewicht kommen. Im folgenden Kapitel werden die besten Muntermacher der hCG-Diät vorgestellt.

KAPITEL 2

STÄRKENDE IDEEN ZUM FRÜHSTÜCK

VERFÜHRERISCHE FRÜHSTÜCKSMUFFINS

Die Frühstücksmuffins passen wunderbar zum gemütlichen Sonntagsfrühstück und lassen nicht nur die Herzen von „Schleckermäulchen“ höher schlagen!

Das Tolle: Die Muffins sind durch den Einsatz von unterschiedlichen Früchten (und Gemüsesorten) unglaublich wandelbar.

ZUTATEN:

50 gr Leinsamen

200 gr gemahlene Mandeln

½ Tl Backpulver

¼ Tl Salz

60 gr Butter, geschmolzen

1 Ei

250 gr Blaubeeren oder Obst/Gemüse nach Wahl

100 gr Walnüsse, gehackt

ZUBEREITUNG:

Den Ofen auf 180 Grad vorheizen und ein Muffinblech mit passenden Papierförmchen auslegen. Aus diesem Rezept ergeben sich 12 normale Muffins, beziehungsweise 24 Mini-Muffins.

Leinsamen, gemahlene Mandeln, Backpulver und Salz gut vermengen und anschließend die geschmolzene Butter, Ei, Früchte und Walnüsse unter Rühren hinzugeben. Den dickflüssigen Teig auf die Muffinförmchen aufteilen und circa 25 Minuten backen lassen, bis die Oberfläche goldbraun wird. Komplett abkühlen lassen und mit frischem Obst genießen!

Kalorien: 188,0, Fett: 7,2, Kohlenhydrate: 1,3, Eiweiß: 16,7

BUNTE EIERMUFFINS FÜR EINEN GESUNDEN START IN DEN TAG

Diese leckeren Eiermuffins passen perfekt auf den Frühstückstisch, sind vollgepackt mit buntem Gemüse und haben nur 50 Kalorien!

ZUTATEN:

1 El Olivenöl

4 Eier

4 Eiweiß

250 gr Babyspinat, grob gehackt

125 gr rote Paprika, gewürfelt

125 gr grüne Paprika, gewürfelt

125 gr gelbe Paprika, gewürfelt

75 gr Zwiebel, fein gewürfelt

125 gr Champignons, gehackt

2 Knoblauchzehen, gepresst

Salz und Pfeffer nach Belieben

Sriracha-Sauce nach Belieben (optional)

ZUBEREITUNG:

Den Babyspinat, Paprika, Champignons und die Zwiebel sehr fein hacken.

Die Eier in einer großen Schüssel aufschlagen und das Eiweiß hinzugeben. Alles gut miteinander vermengen, am besten mithilfe eines Handrührgeräts. Die Schüssel mit den Eiern beiseite stellen.

Eine große, beschichtete Pfanne aufheizen und die rote, grüne und gelbe Paprika, die Zwiebel und etwas Salz hineingeben. Alles für ungefähr 5-7 Minuten scharf anbraten, bis das Gemüse weich wird. Den Babyspinat und die Champignons hinzufügen und für weitere zwei Minuten kochen. Am Ende den Knoblauch dazugeben, und mit Salz und Pfeffer abschmecken.

Das Gemüse aus der Pfanne zu den Eiern geben und gut vermengen. Jetzt kann je nach Geschmack etwas Sriracha-Sauce unterrührt werden, damit die Eiermuffins eine leichte Schärfe bekommen.

Den Backofen auf 180 Grad (Ober- und Unterhitze) vorheizen und eine Muffinform mit etwas Olivenöl oder Margarine einfetten.

Die Ei-Gemüse-Mischung auf die zwölf Muffinförmchen aufteilen. Sollte eine Minimuffin-Form verwendet werden, reicht die Mengenangabe für 24 Muffins.

Die Eier-Muffins für circa 15 Minuten backen, bis die Oberfläche eine goldbraune Farbe annimmt. Nach Bedarf mit einem Zahnstocher testen, ob die Muffins komplett durch sind.

Aus dem Backofen nehmen, für einige Minuten in der Form abkühlen lassen und vorsichtig herausnehmen.

Entweder noch heiß servieren oder vollständig abkühlen lassen.

In einem luftdichten Behälter sind die Eiermuffins für bis zu vier Tage haltbar und eignen sich daher auch zum Mitnehmen in die Schule, Uni oder ins Büro - Vor dem Verzehr noch einmal kurz in der Mikrowelle aufwärmen und genießen!

Kalorien: 7,00, Fett: 1,3, Kohlenhydrate: 3,4, Eiweiß: 1,2

OMELETTE MAL ANDERS – PIZZA QUICHE

Die Pizza Quiche eignet sich sowohl zum Frühstück, als auch zum ausgiebigen Brunch. Beim Variieren der Toppings sind kaum Grenzen gesetzt!

ZUTATEN:

115 g Frischkäse (light)

4 Eier

50 gr Parmesan, gerieben

400 gr Reibekäse nach Wahl

½ Tl Oregano

1 Tomate, fein gehackt

1-2 Knoblauchzehen, gepresst

Toppings nach Wahl: gehackte Zwiebeln, grüner Pfeffer, Pilze, Spinat, usw…

ZUBEREITUNG:

Den Ofen auf 200 Grad vorheizen und eine ofenfeste Auflaufform leicht einfetten.

Frischkäse und Eier schlagen, bis eine gleichmäßige Creme

entsteht. Parmesan, Reibekäse und Oregano hinzufügen und unterrühren. Die Mischung in die Auflaufform geben und leicht festdrücken, bis ein flacher Boden („Pizzaboden") entsteht. Circa 30 Minuten backen.

Den Boden aus dem Ofen nehmen und mit der Tomate, Knoblauch und den restlichen Toppings belegen. Nochmals für 10 Minuten backen und heiß genießen.

Kalorien: 200,0, Fett: 13,8, Kohlenhydrate: 5,5, Eiweiß: 10,0

RÜHREI AUF ITALIENISCH

Rührei geht einfach immer: Ob als italienische Version mit frischem Basilikum und Romatomaten, Spinat, oder mit scharfer Salsasauce.

ZUTATEN:

4 Eier

2 Romatomaten, fein gehackt

1 Zwiebel, fein gehackt

Basilikum

Oregano

Italienische Kräuter und Gewürze nach Belieben

ZUBEREITUNG:

Eine beschichtete Pfanne auf dem Herd vorheizen. Eier, Tomaten, Zwiebel und Gewürze in einer großen Schüssel mithilfe eines Schneebesens vermengen. Die Rührei-Mischung in die heiße Pfanne geben und unter ständigem Rühren braten. Das Rührei ist fertig, wenn es goldgelb ist.

Kalorien: 105,0, Fett: 18,0, Kohlenhydrate: 2,9, Eiweiß: 19,1

HERZHAFTE ZUCCHINI-KÜCHLEIN MIT RÄUCHERLACHS UND RÜHREI – ALLES ANDERE ALS „DIÄTFUTTER“

Die leckeren Zucchini-Küchlein erfordern zwar etwas mehr Arbeit, doch das lohnt sich voll und ganz! Bei einem Brunch überzeugen die gesunden Teilchen garantiert nicht nur hCG-Diät-Teilnehmer!

ZUTATEN:

ZUCCHINI-KÜCHLEIN:

1 Zucchini, gerieben

1 Tl Mandelmehl

1 Eigelb

60 gr Parmesan, gerieben

1 Tl Schmand

Salz und Pfeffer

RÜHREI:

3 Eier

1 Tl Schmand

1 Tl Schnittlauch, gehackt

Salz und Pfeffer

Einige Scheiben Räucherlachs

ZUBEREITUNG:

Die geriebene Zucchini mit Parmesan, Mandelmehl, Eigelb, Schmand und den Gewürzen vermengen. Aus der Masse kleine Burger-Patties formen und in einer heißen Pfanne bei mittlerer Hitze ausbraten.

Für das Rührei die Eier, Schmand, Schnittlauch, Salz und Pfeffer mit einem Schneebesen vermengen und ebenfalls unter ständigem Rühren braten.

Das fertige Rührei auf den Zucchini-Küchlein anrichten und jeweils mit einer Scheibe Räucherlachs garnieren.

Kalorien: 280,0, Fett: 38,3, Kohlenhydrate: 9,7, Eiweiß: 18,0

HCG-FRIENDLY MANDELBROT

Der große Vorteil an einem selbstgebackenen hCG-tauglichen Brot ist, dass voll und ganz darauf vertraut werden kann, da klar ist, was verarbeitet wurde.

ZUTATEN:

125 gr Margarine, Zimmertemperatur

4 Päckchen Stevia (optional)

5 große Eier, Zimmertemperatur

1 Tl Backpulver

125 gr Mandelmehl

ZUBEREITUNG:

Die Butter mithilfe eines Handrührgeräts oder der Küchenmaschine aufschlagen und den Stevia unterrühren.

Die Eier dazugeben und weiterrühren, bis eine homogene Masse entsteht. Das Backpulver und das Mandelmehl zur Butter-Ei-Mischung geben und rühren, bis ein Teig entsteht.

Den Teig in eine Kastenform füllen, die vorher mit etwas Margarine oder Olivenöl eingefettet wurde. Das Mandelbrot bei 180 Grad für circa 25-45 Minuten backen. Die Backzeit kann etwas variieren, je nachdem wie groß die Kastenform ist.

Das Brot ist fertig, wenn es bis ins Innere komplett durchgebacken ist. Eine Probe mit einem dünnen Stäbchen, zum Beispiel einem Zahnstocher, hilft.

Kalorien: 7,00, Fett: 1,3, Kohlenhydrate: 3,4, Eiweiß: 1,2

HCG-FRIENDLY MANDELBROT: FRENCH TOAST VERSION

Nicht nur Kinder werden es lieben!

ZUTATEN:

Einige Scheiben Mandelbrot

2 Eier

Gewürze nach Bedarf (Vanille, Zimt, etc.)

Etwas Margarine

ZUBEREITUNG:

Die Eier in eine flache Schüssel aufschlagen und die Mandelbrotscheiben in den aufgeschlagenen Eiern wenden.

Je nach Geschmack können zu den aufgeschlagenen Eiern noch einige Gewürze hinzugegeben werden, zum Beispiel Vanille, Zimt oder Kokosstreusel.

Eine beschichtete Pfanne mit etwas Margarine stark erhitzen, bis die Margarine vollständig geschmolzen ist und anfängt, zu blubbern. Die Brotscheiben in der Margarine herausbacken, bis beide Seiten eine goldbraune Farbe annehmen. Auf ein Küchenpapier geben und etwas abtropfen lassen.

Besonders gut schmecken die Mandelbrot-French Toasts mit verschiedenen Toppings. Low Carb Sirups, etwas Frischkäse, Zimt-Zucker, Früchte-Kompott oder frische Früchte, die ebenfalls hCG-tauglich sind, sind nur einige Beispiele.

Kalorien: 7,00, Fett: 1,3, Kohlenhydrate: 3,4, Eiweiß: 1,2

EIWEISSSCHUB AM MORGEN: TOMATEN-FRITTATA

Mit mehr als 10 Gramm Eiweiß, sorgt die Tomaten-Frittata mit leckerem Bacon für einen kraftvollen Start in den Tag!

ZUTATEN:

4 reife Tomaten

2 Stücke Speck, gekocht und gewürfelt

4 Eier

1 El Olivenöl

Salz und Pfeffer

ZUBEREITUNG:

Den Ofen auf 200 Grad vorheizen. Die oberen Hälften der Tomaten vorsichtig abschneiden und die Tomaten mithilfe eines Löffels aushöhlen. Am Ende sollten kleine „Tomaten-Gefäße" entstehen.

Den gewürfelten Speck auf die Tomaten aufteilen. Die Eier in einer Schüssel aufschlagen, mit einem Schneebesen verrühren und in einer beschichteten Pfanne anbraten. Das fertige Rührei ebenfalls in die Tomaten füllen.

Salz und Pfeffer über die Tomaten geben und aufrecht in eine feuerfeste Auflaufform stellen. Für circa 10-15 Minuten backen und heiß genießen.

PHASE 3

Vor dem Backen etwas Parmesan oder Reibekäse über die Tomaten streuen und goldgelb überbacken.

Kalorien: 210,0, Fett: 21,7, Kohlenhydrate: 5,0, Eiweiß: 15,2

KAPITEL 3

APPETITHÄPPCHEN UND KÖSTLICHE SUPPEN

EIN HAUCH ITALIEN: GRISSINI-BROTSTICKS

Grissinis lassen sich immer wieder neu entdecken: Etwas frischer Rosmarin im Teig oder ein Hauch von grünem Pfeffer, Thymian oder anderen Kräutern, verleiht sofort einen völlig anderen Geschmack. Zeit, um kreativ zu werden!

ZUTATEN:

120 ml Wasser

1 Päckchen Trockenhefe

300 gr Mehl

1 Tl Zucker

100 gr Vollkornmehl

2 Tl Olivenöl

1 Tl Meersalz

ZUBEREITUNG:

Das Wasser in eine große Schüssel geben, Hefe, Zucker und 150 Gramm Mehl dazugeben, bis die Hefe beginnt, zu arbeiten (circa zehn Minuten).

Die restlichen Zutaten hinzufügen und zu einem geschmeidigen Teig verarbeiten. Der Teig sollte nicht zu feucht sein, ungefähr wie Pizzateig. Den Teig in eine Schüssel geben, mit einem sauberen Küchentuch abdecken und für circa eine Stunde an einem warmen Ort gehen lassen.

Den Ofen auf 180 Grad vorheizen. Die Arbeitsfläche mit Mehl bestäuben und den Teig in vier gleiche Teile aufteilen. Jedes Teil dünn ausrollen und mithilfe eines Pizza-Cutters Streifen ausschneiden (circa 15cm x 3cm). Die Grissini-Streifen auf ein mit Backpapier ausgelegtes Backblech legen. Die Grissinis für circa zehn Minuten backen, bis sie goldgelb sind und gut auskühlen lassen.

Sie schmecken besonders gut zu Suppen und Salaten oder als Snack zwischendurch.

Kalorien: 41,1, Fett: 0,9, Kohlenhydrate: 5,8, Eiweiß: 1,2

BRUSCHETTA

Diese Bruschettas machen süchtig und sind dank Knäckebrot oder Zwieback absolut hCG-tauglich!

ZUTATEN:

4 Scheiben Knäckebrot oder Zwieback

2 Romatomaten, fein gehackt

1 Zwiebel, fein gehackt

Frischer Basilikum

Balsamico-Essig

Salz und Pfeffer

Parmesan nach Belieben

ZUBEREITUNG:

Romatomaten, Zwiebeln, Basilikum und Balsamico gut vermengen und mit Salz und Pfeffer abschmecken. Das Knäckebrot, beziehungsweise Zwieback, für einige Minuten im Toaster erwärmen und mit dem Tomaten-Mix belegen. Nach Belieben mit etwas Parmesan bestreuen.

Kalorien: 60,0, Fett: 5,8, Kohlenhydrate: 11,9, Eiweiß: 8,2

DEUTSCHE HAUSMANNSKOST HCG-TAUGLICH: SENFEIER (PHASE 3/4 ONLY!)

Oma hat die Senfeier in einer sündigen Mehlschwitze zubereitet, doch sowas kommt nicht auf den Tisch!

Viel gesünder und leckerer werden sie in einer Sauce aus Crème Fraiche und Frischkäse!

ZUTATEN:

3 Eier

10 gr Margarine

80 gr Crème Fraiche, light

80 gr Frischkäse, light 0,2%

50 gr Senf, mittelscharf

ZUBEREITUNG:

Die Eier nach gewünschtem Härtegrad kochen. Besonders lecker werden die Senfeier, wenn das Innere noch etwas wachsig-weich ist (Kochzeit circa 6 Minuten).

Für die Soße die Margarine, Crème Fraiche, Frischkäse und den Senf in einem Topf erhitzen und gut verrühren. Mit Salz und Pfeffer abschmecken und über die Eier geben.

Die Senfeier passen besonders gut zu Spargel und Blumenkohl.

Kalorien: 180,00, Fett: 16,1, Kohlenhydrate: 4,9, Eiweiß: 8,5

UNGLAUBLICH FRUCHTIG: TOMATEN-BASILIKUM-SUPPE

Diese Suppe ergänzt sich wunderbar zu den Grissini-Brotsticks und geht auch locker als Hauptgericht durch. Mit Tomaten und Kräutern aus dem Garten wird sie besonders fruchtig!

ZUTATEN:

500 ml Hühner- oder Gemüsebrühe

500 gr Tomaten, fein gehackt

80 gr Tomatenmark

4-6 Blätter frischer Basilikum, gehackt

2 Knoblauchzehen, gepresst

2 Tl Zwiebeln, fein gehackt

1 Tl Knoblauchpulver

1 Tl Oregano, getrocknet

1 Brise Majoran

Salz und Pfeffer

Schmand nach Belieben

ZUBEREITUNG:

Alle Zutaten in einen Mixer geben und gründlich vermengen. Die Mischung in einen Topf geben und langsam aufkochen lassen. Sobald die Suppe kocht, die Hitze reduzieren und 20-30 Minuten bei geringer Hitze köcheln lassen.

Heiß servieren; eventuell vor dem Servieren mit einem frischen Basilikumblatt und einem Teelöffel Schmand garnieren.

Kalorien: 188,00, Fett: 7,2, Kohlenhydrate: 1,3, Eiweiß: 16,7

SALAT-WRAPS: DIE GESUNDE ALTERNATIVE

Wraps sind einfach köstlich, unglaublich variabel, praktisch und sind im Handumdrehen hergestellt.

ZUTATEN:

100 gr Rinderhackfleisch, Rindersteak oder Hühnchen

1 Tl Zwiebel, fein gehackt

1 Knoblauchzehe, gepresst

1 Brise Knoblauchpulver

1 Brise Zwiebelgranulat

1 Brise Oregano

Frischer Basilikum, fein gehackt

Cayenne-Pfeffer und Salz nach Belieben

Einige große Salatblätter

ZUBEREITUNG:

Hackfleisch, Rindersteak oder Hühnchen zerkleinern und scharf anbraten. Zwiebeln, Knoblauch, Gewürze und etwas

Wasser hinzufügen und für circa 5-10 Minuten bei mittlerer Hitze köcheln lassen. Mit Salz und Pfeffer abschmecken.

Das Fleisch in die Salatblätter rollen und nach Belieben Zwiebelringe, frische Tomatenscheiben, Gurkenscheiben oder andere Toppings hinzufügen. Auch eine selbstgemachte Salsa eignet sich gut dazu. Warm genießen.

Kalorien: 110,00, Fett: 5,2, Kohlenhydrate: 4,3, Eiweiß: 7,0

THAILAND-FEELING: ZITRONEN-HUHN-SUPPE

Erfrischend und gesund!

ZUTATEN:

100 gr gekochte Hühnerbrust, zerkleinert

etwas Spinat, klein gehackt

600 ml Hühnerbrühe

Saft einer Zitrone

1 Tl Thymian

Weißer Pfeffer und Meersalz nach Belieben

ZUBEREITUNG:

Einen beschichteten Topf auf mittlerer Hitze vorheizen. Alle Zutaten hineingeben und zum Köcheln bringen. Die Hitze reduzieren und auf geringer Hitze für circa 20 Minuten köcheln lassen. Heiß servieren.

Kalorien: 260,0, Fett: 10,0, Kohlenhydrate: 12,7, Eiweiß: 41,0

WÄRMT AN KALTEN TAGEN: HÜHNERSÜPPCHEN MIT GRÜNKOHL-EINLAGE

An kalten Herbst- und Wintertagen ist dieses Hühnersüppchen genau das Richtige, da es von innen wärmt.

Am zweiten Tag schmeckt die Suppe sogar noch einen Tick besser!

ZUTATEN:

400 gr Putenbrustfilet

1200 ml Wasser

650 ml Hühnerbrühe

2 große Karotten

3 Selleriestangen

1 große Zwiebel

3 Knoblauchzehen

150 gr Grünkohl

1 Tl Petersilie

2 El Olivenöl

1 El Limettensaft, frisch gepresst

Salz und Pfeffer nach Belieben

ZUBEREITUNG:

Das Wasser in einem großen Topf zum Kochen bringen und die Putenbrust für 30 Minuten köcheln lassen.

Derweil den Sellerie und die Karotten in feine Scheiben schneiden und Zwiebel und Knoblauch schneiden, beziehungsweise fein hacken.

Das Olivenöl in einer Pfanne erhitzen und Sellerie, Karotten, Zwiebeln und Knoblauch kurz anbraten, bis die Zwiebeln glasig sind. Das gedünstete Gemüse zu den Putenbrüsten geben und weitere zehn Minuten auf schwacher Hitze köcheln lassen. Das Gemüse sollte nicht komplett weich sein, allerdings auch nicht mehr bissfest.

Den Grünkohl waschen, und die Stiele entfernen. Die Petersilie fein hacken und zusammen mit dem Grünkohl und dem frischen Limettensaft zur Putenbrust geben. Alles mit Salz und Peffer abschmecken und die Suppe für weitere 15 Minuten köcheln lassen.

Vor dem Servieren die Putenbrust aus dem Topf nehmen und mit Hilfe einer Gabel zerdrücken, beziehungsweise mithilfe eines Messers auseinander „reißen“. Das zerkleinerte Fleisch wieder in die Suppe geben, gut umrühren und in tiefen Tellern servieren. Etwas Chili-Pulver verleiht eine angenehme Schärfe!

Kalorien: 7,00, Fett: 1,3, Kohlenhydrate: 3,4, Eiweiss: 1,2

IDEAL IN DER KALTEN JAHRESZEIT: SCHARFE KOHLSUPPE

Diese Suppe lässt sich wunderbar vorbeiten, da sie sich einige Tage im Kühlschrank hält und außerdem prima einfrieren lässt. Sie ist extrem sättigend und eignet sich daher auch als schneller Hauptgericht-Ersatz!

ZUTATEN:

120 gr rohes Fleisch/Fisch (Huhn, fettarmes Rind, Shrimps, Hummer, etc.)

60 gr Zwiebeln, fein gehackt

250 gr Spinat, fein gehackt

250 gr Weißkohl, gehackt

2 El Tomatenmark

250 gr Sellerie, gehackt

1 Tl Knoblauchpulver oder frisch gepresster Knoblauch

1 El Petersilie, fein gehackt

1 Tl Zwiebelgranulat

1-3 Tl Cayenne-Pfeffer (je nach gewünschtem Schärfegrad)

ZUBEREITUNG:

Das rohe Fleisch/Fisch in heißem Wasser kochen lassen, bis es vollständig durchgegart ist- wenn nötig noch etwas mehr Wasser hinzufügen.

Das Gemüse und die Gewürze hinzugeben und so viel Wasser zuschütten, bis das Gemüse vollständig bedeckt ist. Zwei Esslöffel Tomatenmark hinzufügen und auf mittlerer Hitze köcheln lassen, bis das Gemüse nicht mehr bissfest ist. Mit Cayenne-Pfeffer abschmecken.

Eventuell kann auch ein Teelöffel Meersalz oder etwas mehr Tomatenmark hinzugegeben werden – je nach Geschmack. Heiß Servieren.

Kalorien: 76,00, Fett: 0,9, Kohlenhydrate: 9,8, Eiweiß: 3,3

CURRY-HÜHNCHEN SUPPE MIT EINEM HAUCH VON ZIMT

Curry gilt als besonders diättaugliches Gewürz – ein Grund, diese köstliche Variante der Hühnersuppe zu probieren!

ZUTATEN:

100 gr Hühnchen, gewürfelt

1 Zwiebel, fein gehackt

400 ml Gemüsebrühe

3 Knoblauchzehen, gepresst

½ Tl Currypulver

¼ Tl Zimt

¼ Tl Kürbisgewürz

Salz und Pfeffer

ZUBEREITUNG:

Alle Zutaten in einen beschichteten Topf geben und zum Kochen bringen. Die Hitze etwas reduzieren und circa 15 Minuten köcheln lassen. Heiß servieren.

Kalorien: 176,00, Fett: 16,5, Kohlenhydrate: 2,3, Eiweiß: 2,8

FRANZÖSISCHE ZWIEBELSUPPE

Fast wie das Original – nur gesünder!

ZUTATEN:

500 ml Rinderbrühe

1 Tl Worcestershire Sauce

1 El Zitronensaft, frisch gepresst

¼- ½ Zwiebel in feinen Streifen

1 Knoblauchzehe, gepresst

Brotcroutons nach Belieben

Stevia nach Belieben

Salz und Pfeffer

ZUBEREITUNG:

Die Zwiebel leicht anbraten und mit etwas Wasser und Zitronensaft ablöschen. Rinderbrühe und Gewürze hinzugeben und circa 20-30 Minuten köcheln lassen.

Mit Salz und Pfeffer abschmecken und nach Belieben mit Croutons garnieren. Heiß servieren und genießen.

PHASE 3

Die Suppe mit Mozarella oder würzigem Käse abrunden!

Kalorien: 39,00, Fett: 2,5, Kohlenhydrate: 3,5, Eiweiß: 0,6

EXOTISCHE TOMATENSUPPE MIT CURRY-SHRIMPS

ZUTATEN:

100 gr Shrimps, am besten vorgekocht

2 große Romatomaten

2 Knoblauchzehen, gepresst

½ Tl Zimt

½ Tl Currypulver

125 ml Hühnerbrühe

ZUBEREITUNG:

Den Knoblauch und die Gewürze in einem Topf erhitzen, um die Aromen freizusetzen. Etwas Hühnerbrühe dazugeben und mit den Gewürzen und dem Knoblauch verblenden.

Die Tomaten in kleine Würfel schneiden und dazugeben. Ständig etwas Hühnerbrühe hinzugeben, rühren und weiter köcheln lassen, bis die Tomaten weich gekocht sind.

Kurz vor dem Servieren die Shrimps dazugeben und in der Suppe warm werden lassen. Servieren und mit einem

Zwieback oder Brotsticks genießen.

Kalorien: 37,00, Fett: 0,4, Kohlenhydrate: 6,3, Eiweiß: 1,7

KAPITEL 4

SALATE FÜR JEDERMANN

AUSSERGEWÖHNLICH GUT: ERDBEER-SPINAT-SALAT

Der Erdbeer-Spinat-Salat ist vor allem in den Sommermonaten eine willkommene Abwechslung und eignet sich auch hervorragend als Hauptgericht. Sowohl Erdbeeren, als auch Spinat, sind tolle Begleiter während allen Phasen der hCG-Diät und schmecken am besten, wenn sie frisch aus dem Garten oder vom Markt kommen!

ZUTATEN:

250 gr frischer Spinat

200 gr Erdbeeren

125 gr rohes Fleisch/Fisch (Pute, Rind oder Shrimps)

3 El Himbeeressig

1 El Rotweinessig

Stevia nach Belieben

Salz und Pfeffer

ZUBEREITUNG:

Den Spinat und die Erdbeeren waschen und in mundgerechte Stücke schneiden.

Eine beschichtete Pfanne mit etwas Öl heiß werden lassen und das Fleich/Fisch kurz scharf anbraten. Das Fleisch/Fisch ebenso in mundgerechte Stücke zerteilen.

Spinat, Erdbeeren und Fleisch/Fisch in eine große Schüssel geben. Aus Himbeeressig und Rotweinessig ein Dressing herstellen und mit Stevia, Salz und Pfeffer abschmecken. Je nach Belieben etwas Öl hinzugeben. Das Dressing über den Salat geben und genießen.

Kalorien: 212,00, Fett: 19,2, Kohlenhydrate: 5,1, Eiweiß: 4,7

BBQ-CHICKEN-SALAT

ZUTATEN:

100 gr Putenbrust

1 Tl Meersalz

500 gr Salat (Eisbergsalat, Romasalat, Feldsalat)

Brotcroutons oder hCG-Grissini-Stick nach Belieben

BBQ-SAUCE:

3 El Tomatenmark

2 Knoblauchzehen, gepresst

Essig nach Belieben

Etwas Wasser

Zwiebelgranulat, Senfpulver, Chillipulver, Knoblauchpulver, Stevia, Salz und Pfeffer nach Belieben

Liquid Smoke (optional)

ZUBEREITUNG:

Für die BBQ-Sauce alle Zutaten in einen Topf geben und

zum Kochen bringen. Die Hitze reduzieren und circa 10 Minuten unter ständigem Rühren köcheln lassen.

Abkühlen lassen. Die BBQ-Sauce ist einige Tage im Kühlschrank haltbar und eignet sich auch ideal als Marinade für Fleisch.

Einen Topf mit heißem Wasser und einer Brise Salz zum Kochen bringen und die Pute hineingeben. Kochen lassen, bis das Fleisch durch ist, vom Herd nehmen und auf einem Küchenpapier abkühlen lassen. Die BBQ-Sauce über das Fleisch geben und gut vermengen, bis es vollständig bedeckt ist.

Den Salat waschen und in mundgerechte Stücke schneiden. Die Putenstückchen zum Salat geben und vermischen.

Nach Belieben einen Grissini-Stick über dem Salat zerbröseln oder einige Brotcroutons darüber geben und genießen!

Kalorien: 154,0, Fett: 19,2, Kohlenhydrate: 13,0, Eiweiß: 28,0

BBQ-Sauce: Kalorien: 23,00, Fett: 1,9, Kohlenhydrate: 3,5, Eiweiß: 3,7

KNUSPRIGER APFEL-CHICKEN-SALAT

Eine tolle Abwechslung bietet der Apfel-Chicken-Salat. Er eignet sich auch prima als nahrhafter Begleiter ins Büro und lässt sich gut am Vorabend vorbereiten.

ZUTATEN:

125 gr Putenbrust, gekocht

1 großer Apfel

3 Stangen Sellerie

3 El Zitronensaft, frisch gepresst

⅛Tl Zimt

Prise Kardamom

Stevia nach Belieben

ZUBEREITUNG:

Die Putenbrust, Apfel und Sellerie in schmale Streifen schneiden. Das Fleisch und das Gemüse in eine große Schüssel geben und mit dem Zitronensaft vermengen.

Mit Zimt, Kardamom und Stevia abschmecken und circa 20 Minuten ziehen lassen.

Kalorien: 240,0, Fett: 9,2, Kohlenhydrate: 24,0, Eiweiß: 22,7

RAFFINIERT ANDERS: MANDARINEN-CHICOREE-SALAT

Chicoree muss nicht bitter sein – einfach den Strunk sorgfältig entfernen und schon schmeckt das gesunde, hcG-taugliche Gemüse wunderbar!

ZUTATEN:

4 Chicoree

1 Dose Mandarinen, im eigenen Saft

100 gr Joghurt, fettarm

80 gr Crème Fraiche, light

Salz und Pfeffer

Etwas Zitronensaft

Stevia nach Belieben

ZUBEREITUNG:

Den Chicoree waschen, gut trocknen und halbieren. Den Strunk sorgfältig herausschneiden, da in ihm die unappetitlichen Bitterstoffe lauern. Den Chicoree in dünne Streifen schneiden und gemeinsam mit den Mandarinen in eine große Schüssel geben.

Das Dressing aus dem Joghurt, Crème Fraiche, Salz und Pfeffer und einem Spritzer Zitronensaft herstellen. Zum Salat geben und gut vermengen. Mit etwas Stevia abschmecken und servieren.

Kalorien: 34,0, Fett: 0,8, Kohlenhydrate: 5,6, Eiweiß: 1,6

GESCHMACKSEXPLOSION: SPARGELSALAT MIT CHILI-LEMON-SHRIMPS

Der frische Geschmack von Zitronen harmoniert ideal mit der Schärfe der Chilis und dem frischen Spargel.

Als Variation kann statt Zitronensaft auch Orangensaft verwendet werden, um dem Ganzen einen kleinen Twist zu verleihen.

ZUTATEN:

100 gr Shrimps

6 Spargelstangen

2 El Zitronensaft (optional Orangensaft)

Etwas abgeriebene Zitronenschale, unbehandelt

½ Tl Chilipulver

1 Knoblauchzehe, gepresst

1 El Zwiebeln, fein gehackt

Salz und Pfeffer

Stevia nach Belieben

ZUBEREITUNG:

Den Spargel kochen, bis er nur noch leicht bissfest ist und in mundgerechte Stücke schneiden. Die Shrimps kochen oder in wenig Öl anbraten.

Während der Spargel und die Shrimps abkühlen, den Zitronensaft mit Knoblauch und Chilipulver vermischen. Die Zitronenschale, Zwiebeln und Gewürze hinzugeben.

Das Fleisch und den Spargel in die Marinade geben und gut vermengen. Den Salat für circa 30 Minuten in den Kühlschrank stellen, bis er gut durchgezogen ist. Vor dem Servieren mit Salz, Pfeffer und Stevia abschmecken.

Kalorien: 117,0, Fett: 21,1, Kohlenhydrate: 9,3, Eiweiß: 16,0

FRISCHER TOMATENSALAT

Ein frischer Tomatensalat passt zu unglaublich vielen Hauptgerichten. Während Phase 3 schmeckt er besonders gut mit würzigem Käse und etwas Majo – so geht er auch als sättigende Hauptspeise durch.

ZUTATEN:

5 Tomaten, in Würfel geschnitten

60 ml Apfelessig

1 El Lauchzwiebeln, fein gehackt

1 Knoblauchzehe, gepresst

Prise Senfpulver

¼ Tl Basilikum

⅛ Tl Thymian

⅛ Tl Majoran

Salz und Pfeffer

ZUBEREITUNG:

Apfelessig, Lauchzwiebeln, Knoblauch und Gewürze gut vermengen und über die Tomatenwürfel geben.

In den Kühlschrank stellen und circa eine Stunde stehen lassen, bis der Tomatensalat richtig durchgezogen ist. Mit Salz und Pfeffer abschmecken und servieren.

PHASE 3

Olivenöl oder 1-2 Esslöffel Mayonnaise unterrühren. Gewürfelten Schweizer Käse oder Fetawürfel, sowie grüne Oliven in den Tomatensalat geben. Brotcroutons runden das Geschmackserlebnis ideal ab.

Kalorien: 114,0, Fett: 9,1, Kohlenhydrate: 9,4, Eiweiß: 2,4

DER KLASSIKER: CEASAR-SALAD

Der klassische Ceasar-Salad geht auch während der hCG-Diät klar! Er macht unglaublich satt und lässt sich auch gut mit ins Büro oder die Uni nehmen.

ZUTATEN:

150 gr Putenbrust

250 gr Salat (Eisbergsalat, Romasalat)

Einige Cocktailtomaten

Etwas Parmesan, gehobelt

2 El Apfelessig

1 El Senf, mittelscharf

1 Tl Zitronensaft, frisch gepresst

½ Tl Kräutermix „Italienische Kräuter“

¼ Tl Meersalz

⅛ Tl Pfeffer

1 Knoblauchzehe, gepresst

Etwas Stevia

ZUBEREITUNG:

Die Putenbrust in etwas Öl anbraten und in schmale Streifen schneiden. Den Salat und die Cocktailtomaten waschen und ebenfalls in mundgerechte Stücke schneiden.

Für das Dressing den Apfelessig, Zitronensaft, Knoblauch und die Gewürze gut vermengen und mit Salz, Pfeffer und Stevia abschmecken.

Den Salat und die Tomaten in eine große Schüssel geben. Die Putenbruststreifen und das Dressing darübergeben und mit dem gehobelten Parmesan bestreuen. Etwas durchziehen lassen und genießen!

Kalorien: 148,0, Fett: 14,1, Kohlenhydrate: 2,6, Eiweiß: 24,77

KAPITEL 5

LECKEREIEN MIT FLEISCH UND FISCH

EXOTISCHES ORANGEN-INGWER-HUHN

ZUTATEN:

100 gr Putenbrust

Schwarzer Pfeffer nach Geschmack

1 Orange

2-3 Knoblauchzehen, gepresst

1 Tl frischer Ingwer, gerieben

½ Tl Basilikum

Saft einer halben Zitrone

ZUBEREITUNG:

Eine beschichtete Pfanne auf mittlere Hitze vorwärmen. Die Putenbrust mit schwarzem Pfeffer würzen und von beiden Seiten braten, bis sie goldbraun ist (circa 5-10 Minuten).

Den gepressten Knoblauch hinzufügen und für circa eine Minute weiter kochen lassen. Die Orange in vier gleiche Teile vierteln und über der Putenbrust auspressen.

Den Rest der Orange schälen und mit dem Ingwer, Basilikum und Zitronensaft zu der Putenbrust geben. Alles gut vermengen und zugedeckt circa 20-30 Minuten köcheln lassen. Heiß servieren und mit Nudel- oder Reisersatz servieren.

Kalorien: 231,0, Fett: 18,3, Kohlenhydrate: 8,1, Eiweiß: 34,0

MEXIKANISCHES FLAIR MIT CHICKEN FAJITAS

Schnell zubereitet, lassen sich die Chicken Fajitas wunderbar zu den hCG-Salat-Wraps oder einem frischen Salat kombinieren.

ZUTATEN:

1 Tl Salz

½ Tl Kreuzkümmel

½ Tl Zwiebelgranulat

¼ Tl Knoblauchpulver

60 ml Wasser

175 gr Putenbrust, in Streifen geschnitten

1 grüne Chillischote, entkernt und in dünnen Streifen

1 Zwiebel, in feine Streifen geschnitten

2 El Zitronensaft, frisch gepresst

ZUBEREITUNG:

Salz, Kreuzkümmel, Zwiebelgranulat, Knoblauchpulver und

Wasser in einen ZIP-Beutel geben. Die Putenbrust, Chili und Zwiebel dazugeben, den Beutel gut verschließen und durchkneten, bis sich alles vermengt hat. Die Putenbrust sollte vollständig mariniert sein. Den Beutel für 15 Minuten in den Kühlschrank legen.

Eine große, beschichtete Pfanne erhitzen und den Beutelinhalt hineingeben. Bei mittlerer Hitze kochen lassen, bis das Fleisch und Gemüse durchgegart ist. Auf einem Teller anrichten und mit einem frischen Salat oder in hCG-Salat-Wraps servieren.

Kalorien: 82,0, Fett: 8,1, Kohlenhydrate: 5,5, Eiweiß: 11,4

HOT CHILI

Besonders an kalten Wintertagen heizt das Hot Chili richtig ein!

ZUTATEN:

250 gr Rinderhackfleisch, fettarm

2 Packungen Tomaten, gestückelt

2 Tassen Wasser (mit den Packungen der gestückelten Tomaten abmessen)

1 Tl Chilipulver

1 Tl Koriander, getrocknet

½ Tl Kreuzkümmel

2 Knoblauchzehen, gepresst

1 Zwiebel, fein gehackt

ZUBEREITUNG:

Anstatt das Rinderhackfleisch anzubraten, 1 Tasse Wasser in einen großen Top geben, aufkochen lassen und das Fleisch hinein geben. Kurz aufkochen lassen, die Hitze reduzieren und circa 5 Minuten köcheln lassen, bis das Hackfleisch nicht mehr pink ist. Ständig rühren, damit das

Fleisch nicht zusammenklebt.

In einer separaten Schüssel die gestückelten Tomaten, Wasser, Kräuter und Gewürze vermengen und zu dem Fleisch geben. Nochmals aufkochen lassen, die Hitze reduzieren und für 10-15 Minuten köcheln lassen. Heiß servieren – Am besten schmeckt das Chili zu hCG-tauglichem Brot oder Nudelersatz.

Kalorien: 97,0, Fett: 3,8, Kohlenhydrate: 5,6, Eiweiß:7,3

BARBECUE AUF SPANISCHE ART („BARBACOA“)

Das langsame Kochen bringt all die herrlichen Aromen zusammen und bringt das beste „Barbacoa“ auf den Tisch, welches man sich vorstellen kann.

Zusätzlich lässt sich das hCG-taugliche, eiweißreiche, Low-Carb-Rezept ideal kombinieren: Ob als Füllung für die Salat-Wraps oder als Topping für ein Pizza-Quiche – ein unverzichtbares Geschmackserlebnis!

ZUTATEN:

1,25 kg Rinderhals, zugeschnitten und Fett entfernt

60 ml Apfelessig

1-2 Tl Olivenöl

4 Knoblauchzehen, gepresst

1 Tl Koriander

1 Tl Oregano

¼ Tl Zimt

½ Tl Schwarzer Pfeffer

2 El Zitronensaft, frisch gepresst

175 ml Hühnerbrühe

3-4 Chipotle Chilis

1 Tl Meersalz (nach Belieben)

ZUBEREITUNG:

Das vorbereitete Fleisch in eine beschichtete Pfanne geben und in etwas Olivenöl hellbraun anbraten. Apfelessig, Knoblauch, Zitronensaft, Hühnerbrühe und Gewürze hinzugeben und zugedeckt für eine Stunde köcheln lassen.

Die Hitze reduzieren und weitere 6-8 Stunden auf niedrigster Stufe kochen.

Mit hCG-tauglichen Beilagen, wie beispielsweise Salaten, leichtem Käse, etwas Sour Cream und Salsa servieren.

PHASE 3

Das Barbacoa über ein frisches Omelett geben und mit Käse bestreuen.

Kalorien: 158,0, Fett: 14,2, Kohlenhydrate: 7,1, Eiweiß: 16,0

KLASSISCHE BURGER MIT HAUSGEMACHTEN BURGER-BUNS

Selbstgemachtes Fastfood ist einfach göttlich: So muss auch während der hCG-Diät nicht auf leckere Burger verzichtet werden. Die hCG-taugliche BBQ-Sauce auf Seite 20 passt ideal dazu!

ZUTATEN:

BURGER:

100 gr mageres Rinderhackfleisch

Brise Knoblauchpulver

Brise Zwiebelgranulat

1 Tl Zwiebeln, fein gehackt

Cayenne-Pfeffer nach Geschmack

Salz und Pfeffer

BURGER-BUNS:

4 Eier

100 gr Frischkäse, light 0,2%

ZUBEREITUNG:

Hackfleisch, Zwiebeln und Gewürze gut vermengen, mit Salz und Pfeffer würzen und zu Burger-Patties formen.

Die Patties in einer kleinen beschichteten Pfanne braten. Für den rauchigen Geschmack einen BBQ-Grill verwenden und eventuell etwas Liquid Smoke über die Patties geben. Während des Bratens etwas Wasser in die Pfanne geben, damit die Burger nicht anbraten. Jede Seite für circa 3-5 Minuten braten, bis die Patties vollständig durch sind.

Für die Burger-Buns die Eier trennen und das Eiweiß steif schlagen. Umso fester die Konsistenz des geschlagenen Eiweißes, umso schöner ist später die Form der Brötchen.

Den Frischkäse mit dem Eigelb vermengen, bis eine homogene Masse entsteht. Die Eigelb-Frischkäse Mischung langsam und unter ständigem Rühren unter den Eisschnee heben.

Den Backofen auf 150 Grad vorheizen. Kleine Teigklekse auf ein mit Backpapier ausgelegtes Backblech setzen und circa 25-30 Minuten backen. Die Burger-Buns etwas abkühlen lassen.

Burger-Buns halbieren und jeweils einen Burger daraufsetzen. Nach Belieben mit Zwiebelringen, Tomaten- und Gurkenscheiben, Salat und hCG-tauglicher Sauce oder Salsa garnieren.

PHASE 3

Die Burger mit Schweizer Käse und gedünsteten Pilzen garnieren.

Kalorien: 202,0, Fett: 13,1, Kohlenhydrate: 4,0, Eiweiß: 24,1

Burger-Buns: Kalorien:120,0, Fett: 7,3, Kohlenhydrate: 1,3, Eiweiß: 12,3

GEFÜLLTE PUTENRÖLLCHEN IN FRISCHKÄSE-SAUCE

Die Putenröllchen mit Frischkäse und frischen Möhren schmecken bestimmt der ganzen Familie! In Kombination mit Blumenkohl-Püree oder Kohlrabi-Pommes entsteht ein wunderbares Gericht.

ZUTATEN:

1 Knoblauchzehe

2 Handvoll Petersilie

250 g Frischkäse, light 0,2%

1 Spritzer Zitronensaft, frisch gepresst

Salz und Pfeffer

12 kleine Putenschnitzel

1 EL Olivennöl

200 ml Geflügelbrühe

2 Möhren

200 ml Milch, fettarm

Muskat

1 - 2 El Butter

ZUBEREITUNG:

Den Knoblauch schälen und fein hacken. Die Petersilie waschen, trocken schütteln, einzelne Blätter abzupfen und zum Garnieren beiseite legen.

Den Rest der Petersilie hacken und mit dem Knoblauch unter zwei Drittel des gut abgetropften Frischkäses mischen. Mit etwas Zitronensaft, Salz und Pfeffer abschmecken.

Die Putenschnitzel waschen, trocken tupfen und etwas flach klopfen. Mit der Frischkäse-Mischung bestreichen und zu kleinen Röllchen aufrollen. Mit Zahnstochern fixieren. Mit Salz und Pfeffer würzen und in einer heißen Pfanne in etwas Olivenöl rundherum goldbraun anbraten.

Aus der Pfanne nehmen und den übrigen Bratensatz mit der Gemüsebrühe ablöschen. Das übrige Drittel vom Frischkäse, die restliche Petersilie und Salz und Pfeffer einrühren und abschmecken.

Die Röllchen in die Sauce legen und bei kleiner Hitze zugedeckt etwa 5 Minuten gar ziehen lassen.

Die Möhren schälen und längs in Scheiben schneiden. In Salzwasser 2-3 Minuten kochen, bis sie noch einen leichten Biss haben.

Die Röllchen auf Tellern anrichten (nach Belieben Zahnstocher entfernen) und die Sauce darüber geben. Die abgetropften Möhren dazugeben, mit etwas Pfeffer übermahlen und mit Petersilie garniert servieren.

Kalorien: 206,0, Fett: 8,0, Kohlenhydrate: 16,0, Eiweiß: 46,3

HÄHNCHEN-CURRY „INDIAN SUMMER“

Ein sehr einfaches Rezept, doch gerade die einfachsten Rezepte sind oft die Besten! Currys sind wunderbar variabel, eignen sich gut zum Vorbereiten und kochen von ganz alleine!

Indische Gewürze wie Kreuzkümmel, Kurkuma und Co. sorgen für einen einmaligen Geschmack.

ZUTATEN:

3 Putenbrustfilets, wenn möglich mit Haut

1 Zwiebel, fein gehackt

2 Lauchzwiebeln, in dünne Ringe geschnitten

4 Knoblauchzehen, gepresst

1 El Ingwer, frisch, geschält und fein gehackt

2 El Tomatenmark

2 Tl Kreuzkümmel, gemahlen

2 Tl Kurkuma, gemahlen

1 Tl Koriander, gemahlen

1 Tl Cayennepfeffer

2 Tl Garam Masala

750 ml Hühnerbrühe

250 gr passierte Tomaten

50 ml Sahne, light

250 gr Süßkartoffeln, gewürfelt

3 El Olivenöl

Salz und Pfeffer nach Belieben

5 El Joghurt, light

Petersilie zum Garnieren, fein gehackt

ZUBEREITUNG:

Olivenöl in einen Bräter geben und auf mittlere Stufe erhitzen. Die Putenbrustfilets mit Salz und Pfeffer würzen und für circa zehn Minuten scharf anbraten. Aus dem Bräter nehmen und zur Seite stellen.

Die fein gehackte Zwiebel, Lauchzwiebeln, Knoblauch und frischen Ingwer in den Bräter geben und die Zwiebeln glasig dünsten. Das Tomatenmark, Garam Masala, Kreuzkümmel, Kurkuma, Koriander und den Cayennepfeffer hinzufügen und für circa vier Minuten anschwitzen, damit die Gewürze ihren Geschmack abgeben können.

Die Hähnchenstücke, die Hühnerbrühe, die passierten

Tomaten und die Sahne in den Bräter geben. Mit Salz und Pfeffer abschmecken und bei niedriger Hitze für circa 1,5 Stunden weiterköcheln lassen. Die Flüssigkeit sollte eine sämige Konsistenz haben.

Letztendlich die gestückelten Süßkartoffeln in den Bräter geben und zugedeckt für weitere 30 Minuten köcheln lassen. Ab und zu umrühren, damit sich die Süßkartoffeln nicht am Boden festsetzen.

Das Hähnchen-Curry auf tiefen Tellern anrichten und mit 1-2 Esslöffeln Joghurt und etwas Petersilie servieren.

Kalorien: 7,0, Fett: 1,3, Kohlenhydrate: 3,4, Eiweiß: 1,2

KUNG-PAO CHICKEN

Das Kung-Pao Chicken ist ein klassisches chinesisches Gericht, welches scharfe Aromen mit süßen Noten vereint und unglaublich lecker ist.

ZUTATEN:

100 gr Putenbrust, bereits gekocht oder gegrillt

1 Zwiebel, fein gehackt

1 Tl Sambal Olek

3 Knoblauchzehen

1 Tl Ingwersauce (aus dem Asia-Laden)

125 ml Wasser

1 Tl Chinesische Gewürzmischung

Salz und Pfeffer

Chiliflocken nach Belieben

ZUBEREITUNG:

Die Putenbrust in mundgerechte Stücke schneiden und in eine kleine Schüssel geben. Sambal Olek und die chinesische Gewürzmischung dazugeben und gut vermengen. Die

Schüssel für circa 30 Minuten in den Kühlschrank stellen.

Eine beschichtete Pfanne auf mittlere Hitze aufwärmen und die marinierte Putenbrust circa 3 Minuten scharf anbraten. Die Putenbrust aus der Pfanne nehmen und zur Seite stellen.

Die Zwiebel in die Pfanne geben und glasig dünsten. Knoblauchzehen, Ingwersauce und Wasser dazugeben und kurz aufkochen lassen. Das Fleisch zurück in die Pfanne geben und mit Salz und Pfeffer abschmecken. Einige Minuten bei geringer Hitze köcheln lassen.

Nach Belieben mit Chiliflocken garnieren und servieren.

Kalorien: 154,0, Fett: 9,6, Kohlenhydrate: 7,7, Eiweiß: 10,3

GEBACKENE FLEISCHBÄLLCHEN BRINGEN ITALIEN AUF DEN TISCH

Besonders lecker über Zucchini- und Kohlnudeln!

ZUTATEN:

100 gr Rinderhackfleisch, fettarm

¼ Tl Basilikum

¼ Tl Oregano

¼ Tl Knoblauchpulver

1 El Zwiebeln, fein gehackt

1 Knoblauchzehe, gepresst

1 Zwieback oder Knäckebrot, zerbröselt

1 Glas Tomatensauce „Napoli"

Salz und Pfeffer

Frischer Basilikum nach Belieben

ZUBEREITUNG:

Rinderhackfleisch, die Brotkrümel, Knoblauch, Zwiebeln und Gewürze gut vermengen und zu kleinen Bällchen formen.

Die Bällchen in eine Auflaufform setzen und mit Tomatensauce bedecken. Für circa 20-30 Minuten backen und mit Salz und Pfeffer abschmecken. Mit frischem Basilikum garnieren und heiß servieren.

PHASE 3

Etwas Provolone-Käse oder Mozarella über die Fleischbällchen geben und überbacken. Vor dem Servieren mit geriebenem Parmesan abrunden.

Kalorien: 198,0, Fett: 12,2, Kohlenhydrate: 7,6, Eiweiß: 39,1

SCHNELLES 15-MINUTEN-HÜHNCHEN

Frisch, schnell, lecker und gesund: Das 15-Minuten-Hähnchen schmeckt besonders gut mit frischen Kräutern!

ZUTATEN:

500 gr Hühnchen-Unterkeulen

200 gr frische Champignons

4-5 „Yellow Squash" Kürbisse

Knoblauchpulver

2-3 Knoblauchzehen, gepresst

Etwas Olivenöl

Salz

100 gr Koriander

75 gr Lauchzwiebeln

ZUBEREITUNG:

Olivenöl in einer beschichteten Pfanne erhitzen und die Hühnchen-Unterkeulen von allen Seiten scharf anbraten.

Währenddessen die Champignos und Kürbisse in

mundgerechte Stücke schneiden. Den Koriander und die Lauchzwiebeln klein hacken.

Champignons, Kürbis, Salz, Knoblauch und Knoblauchpulver zu den Unterkeulen geben und durchgaren lassen. Die Lauchzwiebeln ebenfalls dazugeben und nach circa 30 Sekunden die Hitze reduzieren. Den Koriander dazugeben, vom Herd nehmen und in Suppenschüsseln servieren.

Nach Belieben mit der Bruschetta-Mischung (Seite 10) toppen und genießen.

Kalorien: 190,0, Fett: 8,9, Kohlenhydrate: 22,9, Eiweiß: 12,3

HÄHNCHEN IN ZITRONEN-JOGHURT AUF ZOODLES

Zoodles sind ein toller Nudelersatz aus Zucchinis und eine ideale Alternative zu den Kohlnudeln!

ZUTATEN:

50 gr Joghurt, fettarm

4 El Zitronensaft, frisch gepresst

2 Tl Honig

3 Tl Olivenöl

1 Knoblauchzehe, gepresst

250 gr Putenbrust

2 Zucchinis

Salz und Pfeffer nach Belieben

Petersilie zum Garnieren, fein gehackt

ZUBEREITUNG:

Den Zitronensaft, fettarmen Joghurt, Honig, Olivenöl und den gepressten Knoblauch vermengen und mit etwas Salz und Pfeffer abschmecken.

Die Putenbrust waschen, gut abtropfen lassen, in eine flache Schüssel legen und mit dem Zitronen-Joghurtgemisch bedecken. Die Schüssel mit Frischhaltefolie abdecken und für circa zwei Stunden in den Kühlschrank stellen.

Sobald die Putenbrüste gut durchmariniert sind, aus dem Kühlschrank nehmen und in eine Auflaufform legen. Die Putenbrust im vorgeheizten Backofen bei 175 Grad für circa 25 Minuten backen, bis sie eine goldbraune Farbe angenommen hat. Aus dem Backofen nehmen, abdecken und etwas ruhen lassen.

Während die Putenbrüste ruhen, die Zucchinis waschen und mithilfe eines Spiralschneiders in lange „Nudeln“ schneiden. Die „Zoodles“ in eine Schüssel geben, mit etwas Salz würzen und kurz zur Seite stellen. Durch das Salz verlieren die „Zoodles“ an Flüssigkeit und werden weich.

Olivenöl und Zitronensaft zu den „Zoodles“ geben und gut vermengen. Auf einem Teller anrichten, die Putenbrust auf den „Zoodles“ platzieren und mit etwas Petersilie garnieren. Sofort genießen.

PHASE 3

Das Fertige Gericht Mit Geriebenem Parmesan Oder Zerkrümeltem Feta Servieren.

Kalorien: 7,0, Fett: 1,3, Kohlenhydrate: 3,4, Eiweiß: 1,2

MACHT SÜCHTIG: HCG-FRIENDLY LASAGNE

Man kennt es von Garfield: Lasagne macht süchtig, doch leider ist sie nicht gerade diättauglich. Diese Lasagne allerdings ist absolut hCG-friendly und schmeckt außerdem superlecker!

ZUTATEN:

FÜR DIE NUDELN:

90 gr Frischkäse, light 0,2%

60 gr Parmesan, gerieben

2 Eier

300 gr Mozzarella, gerieben

¼ Tl Italienische Kräuter

¼ Tl Knoblauchpulver

¼ Tl Zwiebelpulver

FÜR DIE FÜLLUNG:

500 gr Rinderhackfleisch, mager

150 gr Mozzarella, gerieben

175 ml passierte Tomaten

1 El Zwiebelpulver

1 Tl Oregano

1 Tl Knoblauchpulver

1 Tl Basilikum, getrocknet

1 Tl Italienische Kräuter

6 El Ricotta

Stevia nach Belieben

Salz und Pfeffer

ZUBEREITUNG:

Den Frischkäse in ein mikrowellenfestes Gefäß geben und in der Mikrowelle etwas weich werden lassen. Die Eier dazugeben und gut vermengen. Parmesan, Mozzarella und italienische Kräuter dazugeben. Mit einem Holzlöffel vermischen, bis eine homogene Masse entsteht.

Die Frischkäse-Masse in eine Auflaufform geben, die zuvor mit etwas Margerine eingefettet wurde. Für 20 Minuten bei 200 Grad backen. Aus dem Ofen nehmen und weitere 20 Minuten abkühlen lassen. Nach dem Abkühlen in drei gleich große Teile schneiden – die „Lasagneblätter".

Das Rinderhackfleisch in einer großen, beschichteten Pfanne scharf anbraten, circa ¾ der passierten Tomaten hinzufügen und aufkochen lassen. Zwiebelpulver, getrockneten Oregano, Knoblauchpulver, Basilikum und italienische Kräuter hinzufügen und mit Stevia abschmecken.

Eine halbe Tasse der fertigen Bolognese-Sauce in eine feuerfeste Form geben. Das erste „Lasagneblatt" darüberlegen. Eine halbe Tasse Mozzarella über das „Lasagneblatt" streuen und die erste Schicht mit drei Esslöffeln Ricotta abschließen. Wiederum eine weitere Schicht Bolognese-Sauce in die Form geben und die Schritte wiederholen. Das oberste Lasagneblatt mit einer letzten Schicht Bolognese-Sauce bedecken und mit dem übrigen Mozzarella bestreuen. Bei 200 Grad für circa 20 Minuten backen.

Statt Rinderhackfleisch kann auch mageres Putenhackfleisch verwendet werden.

Kalorien: 320,0, Fett: 20,1, Kohlenhydrate: 8,4, Eiweiss: 52,1

ITALIENISCHES BALSAMICO-HÄHNCHEN Á LA PANNA

Kräftiger Balsamico, fruchtige Tomaten, mageres Hähnchen und knackige Bohnen vereinen sich zu einem italienischen Gaumenschmaus, der absolut diättauglich ist!

ZUTATEN:

50 ml Salatdressing „Italienische Kräuter"

3 El Balsamico-Essig

3 Tl Honig

½ Tl Chiliflocken

500 gr Putenbrust

2 El Olivenöl

450 gr Grüne Bohnen

75 gr Karotten, gestiftelt

175 gr Kirschtomaten, halbiert

ZUBEREITUNG:

Das Salatdressing „Italienische Kräuter", Balsamico-Essig, Honig und Chiliflocken vermengen und beiseite stellen.

Die Putenbrust in große Stücke schneiden, mit etwas Salz und Pfeffer würzen und im Olivenöl für circa 6-7 Minuten scharf anbraten.

Die Hälfte der Balsamico-Sauce zur Putenbrust geben, gut vermengen und aus der Pfanne nehmen.

Die grünen Bohnen waschen, abtropfen lassen und mit den Karotten in die Pfanne geben. Mit Salz und Pfeffer abschmecken und das Gemüse bissfest garen.

Das gegarte Gemüse und den Rest der Sauce in die Pfanne geben und für circa eine Minute einkochen lassen. Die Kirschtomaten kurz in der Pfanne schwenken und heiß servieren.

Kalorien: 7,0, Fett: 1,3, Kohlenhydrate: 3,4, Eiweiß: 1,2

GEFÜLLTE SÜSSKARTOFFELN NACH AMERIKANISCHER „REUBEN“-ART MIT RUSSISCHEM DRESSING

„Reuben“ ist ein amerikanisches Gericht aus Rindfleisch, Sauerkraut, Käse und russischem Dressing. In Kombination mit den Süßkartoffeln entsteht ein außergewöhnliches Geschmackserlebnis!

ZUTATEN:

2 große Süßkartoffeln

60 gr Margarine

1 Tl Zwiebelpulver

2 El Olivenöl

1 Dose gepökeltes Rindfleich „Corned Beef“

350 gr Sauerkraut, vorbereitet

3 Knoblauchzehen, gepresst

4 Scheiben Käse nach Belieben, fettarm

Einige Lauchzwiebeln, in Scheiben geschnitten

150 gr Salatcreme, light

75 gr Ketchup, light

2 El Senf, scharf

1 El Worcestershiresauce

1 El frische Petersilie, fein gehackt

1 El frischer Schnittlauch, fein gehackt

1 Tl frischer Dill, fein gehackt

Russisches Dressing

150 gr Salatcreme, light

75 gr Ketchup, light

2 El Senf, scharf

1 El Worcestershiresauce

1 El frische Petersilie, fein gehackt

1 El frischer Schnittlauch, fein gehackt

1 Tl frischer Dill, fein gehackt

ZUBEREITUNG:

Den Backofen auf 200 Grad (Ober- und Unterhitze) voheizen.

Die Süßkartoffeln längs halbieren und auf einem mit Backpapier ausgelegten Backblech platzieren. Auf jede Süßkartoffelhälfte einen Esslöffel Margarine geben und mit etwas Zwiebelpulver würzen. Für 45-60 Minuten backen.

Während die Süßkartoffeln backen, eine große, beschichtete Pfanne aufheizen. Das Olivenöl in der Pfanne heiß werden lassen. Das Rindfleisch, Sauerkraut und den Knoblauch hineingeben und circa 10 Minuten kochen lassen. Flüssigkeit absieben und die Hitze reduzieren.

Für das russische Dressing die Salatcreme, Ketchup, Senf, Worcestershiresauce und die Kräuter vermengen und gut durchrühren. Eventuell mit etwas Salz und Pfeffer abschmecken.

Die Süßkartoffeln aus dem Backofen nehmen und mitilfe einer Gabel etwas eindrücken, damit sie befüllbar sind.

Auf jede Süßkartoffel einen Esslöffel der Rindfleisch-Sauerkrautmischung geben, eine Scheibe Käse darüberlegen und mit russischem Dressing toppen. Die Lauchzwiebeln darüber streuen und heiß servieren.

Kalorien: 303,0, Fett: 24,2, Kohlenhydrate: 17,3, Eiweiß: 21,2

HCG-FRIENDLY THUNFISCH-PIZZA MIT ITALIENISCHEM TOPPING

Auch während der hCG-Diät muss nicht auf köstliche Pizza verzichtet werden: Ganz im Gegenteil, die Thunfisch-Pizza ist super gesund und zudem sehr eiweißreich. Gerade nach einem harten Traning der richtige Muntermacher!

ZUTATEN:

2 Dosen Thunfisch, im eigenen Saft

3 Eier

Parmesan, gerieben

Salz und Pfeffer

Oregano

Toppings nach Belieben (zum Beispiel Spargel, Paprika, fettarmer Schinken, Champignons usw)

ITALIAN TOPPING

1 Dose passierte Tomaten

½ Tl Schwarzer Pfeffer

1 El Oregano

1 El Basilikum

2-3 Knoblauchzehen, gepresst

Salz und Pfeffer

Stevia nach Belieben

ZUBEREITUNG:

Den Backofen auf 180 Grad vorheizen (Ober- und Unterhitze).

Die Eier in einer großen Schüssel aufschlagen und sie mit einem Schneebesen verrühren. Den Thunfisch abtropfen lassen und zu den Eiern geben. Die Ei-Thunfisch-Mischung mit einem Stabmixer oder einer Küchenmaschine verrühren, bis eine gleichmäßige Masse entsteht.

Die Masse auf ein mit Backpapier ausgelegtes Backblech geben und einen Pizzaboden formen. Den Thunfischboden für 15 Minuten backen, bis er eine goldbraune Färbung annimmt.

Währenddessen das Italian Topping vorbereiten und die Toppings in mundgerechte Stücke schneiden.

Italian Topping: Die passierten Tomaten in einem kleinen Topf kurz aufkochen lassen und mit Schwarzem Pfeffer, Oregano, Basilikum und Knoblauch würzen. Circa 5 Minuten auf geringer Stufe köcheln lassen und mit Salz, Pfeffer und Stevia abschmecken.

Den fertigen Thunfisch-Boden aus dem Ofen nehmen und mit dem Italian Topping gleichmäßig bestreichen. Eine dünne Schicht Parmesan darübergeben und mit Salz, Pfeffer und Oregano würzen.

Nun ist es Zeit für die Toppings. Je nach Belieben über die Pizza geben und nochmals für 20 Minuten backen, bis der Käse schon goldbraun ist. Sollte frischer Schinken oder fettarme Salami verwendet werden, diese erst nach dem Backen über der Pizza verteilen! Beim Mitbacken verbrennt die Wurst schnell, wird bitter und das Fett tritt aus – nicht gerade appetitlich.

Heiß servieren!

Kalorien: 243,0, Fett: 12,2, Kohlenhydrate: 11,7, Eiweiss: 68,1

Italienisches Topping: Kalorien: 84,0, Fett: 10,0, Kohlenhydrate: 10,0, Eiweiss: 1,0

FERNOST LÄSST GRÜSSEN: TERYAKI-LACHS MIT PFIRSICH-SALSA

ZUTATEN:

1 El Teriyaki-Sauce

1 El Zitronensaft, frisch gepresst

1 El Honig

4 Seelachs-Filets

2 El Olivenöl

Pfirsich-Salsa

1 Dose Pfirsiche, im eigenen Saft

1 Tomate, gewürfelt

1 kleine Jalapeno, entkernt, fein gehackt

½ rote Zwiebel, gewürfelt

60 gr Koriander, fein gehackt

1 El Zitronensaft, frisch gepresst

Salz und Pfeffer

ZUBEREITUNG:

Teriyaki-Sauce, Zitronensaft und Honig in einer kleinen Schüssel gut vermengen. Der Honig sollte für diesen Zweck unbedingt flüssig sein! Sollte fester Honig verwendet werden, muss er vorher in der Mikrowelle oder im Wasserbad erwärmt werden.

Den Lachs und die Teriyaki-Marinade in einen ZIP-Beutel geben und im Beutel gut vermengen. Der Lachs sollte vollständig von der Marinade bedeckt sein. Den ZIP-Beutel für 30 Minuten in den Kühlschrank legen.

Während die Marinade einzieht, die Salsa zubereiten: Die Pfirsiche und die Tomate in kleine Würfel schneiden, die Zwiebel und den Koriander fein hacken. Pfirsiche, Tomate, Zwiebel, Jalapeno und Koriander in eine kleine Schüssel geben. Frischen Zitronensaft über das Gemüse geben, gut vermengen und die Salsa mit Salz und Pfeffer abschmecken.

Den Lachs aus dem Kühlschrank nehmen und eine große, beschichte Pfanne erhitzen. Den Lachs mit der Haut nach oben in etwas Olivenöl anbraten. Jede Seite für circa 3-4 Minuten braten, bis der Fisch durch ist.

Den Lachs auf dem Teller anrichten, die Pfirsich-Salsa darübergeben und genießen.

Kalorien: 120,0, Fett: 9,0, Kohlenhydrate: 1,5, Eiweiss: 15,0

LUXURIÖS: GEFÜLLTER HUMMER

ZUTATEN:

100 gr Hummerschwanz

Etwas Zwieback oder Knäckebrot, zerkrümelt

125 ml Gemüsebrühe oder Wasser

1 El Zwiebeln, fein gehackt

1 Knoblauchzehe, gepresst

¼ Tl Knoblauchpulver

¼ Tl Zwiebelgranulat

Paprikapulver nach Geschmack

Salz und Pfeffer

ZUBEREITUNG:

Die Zwieback- oder Knäckebrotkrümel mit Knoblauch, Zwiebeln und den Gewürzen vermischen. Den Hummerschwanz mit der Mischung füllen und in eine hohe Auflaufform legen.

Die Gemüsebrühe, beziehungsweise Wasser, über den Hummerschwanz geben, mit etwas Paprikapulver würzen und bei 180 Grad für circa 20 Minuten backen. Der Hummerschwanz sollte eine leicht bräunliche Färbung angenommen haben.

Mit Salz und Pfeffer abschmecken und mit frischen Zitronenscheiben servieren.

PHASE 3

Etwas geriebenen Parmesan zu der Füllung geben und mit geschmolzener Butter servieren.

Kalorien: 189,0, Fett: 16,2, Kohlenhydrate: 12,3, Eiweiß: 43,1

SHRIMPS MIT SCHWARZEM PFEFFER

Die Shrimps passen wunderbar zu etwas Kohl oder Spinat. Einige gewürfelte Tomaten passen ebenfalls sehr gut zu dem köstlichen Gericht.

ZUTATEN:

100 gr Shrimps

1 Zwieback oder Knäckebrot, zerbröselt

2 El Zitronensaft

1 El Kapern

Schwarzer Pfeffer nach Belieben

Salz

ZUBEREITUNG:

Den zerkrümelten Zwieback, beziehungsweise Knäckebrot, mit Salz und etwas schwarzem Pfeffer vermengen und die Shrimps damit panieren. Etwas Zitronensaft in eine beschichtete Pfanne geben und stark erhitzen. Die Shrimps darin gut anbraten, bis sie vollständig durch sind.

Die Shrimps in Mandelmehl panieren und in etwas Olivenöl braten, bis sie vollständig durch sind. Mit einer leichten

Salatcreme genießen.

Mit Zitronen und einigen schwarzen Pfefferkörnern servieren und genießen.

PHASE 3

Die Shrimps in Mandelmehl panieren und in etwas Olivenöl braten, bis sie vollständig durch sind. Mit einer leichten Salatcreme genießen.

Kalorien: 111,0, Fett: 14,2, Kohlenhydrate: 9,5, Eiweiß: 26,2

DIREKT AUS DEN US-SÜDSTAATEN: MEERESFRÜCHTE-GUMBO

ZUTATEN:

100 gr Meeresfrüchte (Shrimps, Jacobsmuscheln, Hummer oder Seelachs)

1 Knoblauchzehe, gepresst

¼ Tl Knoblauchpulver

2 große Romatomaten, fein gehackt

¼ Tl Selleriesalz

¼ Tl Zwiebelsalz

¼ Tl Cayenne-Pfeffer

Salz und Pfeffer

Stevia nach Belieben

ZUBEREITUNG:

Die Meeresfrüchte gründlich waschen und gut abtrocknen. Eine beschichtete Pfanne stark erwärmen und die Meeresfrüchte im Knoblauch scharf anbraten. Tomaten und Gewürze hinzufügen und auf schwacher Hitze circa 15 Minuten köcheln lassen. Heiß servieren.

Kalorien: 126,0, Fett: 4,5, Kohlenhydrate: 1,5, Eiweiß: 19,5

GEDÄMPFTE JACOBSMUSCHELN

ZUTATEN:

100 gr Jacobsmuscheln

1 Knoblauchzehe, gepresst

Etwas Knoblauchsalz

Frischer Zitronensaft

ZUBEREITUNG:

Die Jacobsmuscheln gut waschen, abtrocknen lassen und in eine große Pfanne geben. Mit Knoblauchsalz und frischem Knoblauch würzen und mit dem Zitronensaft beträufeln. Auf mittlerer Hitze für circa 6-8 Minuten dämpfen. Nicht zu lange kochen, da die Muscheln sehr empfindlich sind!

Kalorien: 131,0, Fett: 6,1, Kohlenhydrate: 4,0, Eiweiß: 12,2

KAPITEL 6

VEGETARISCH UND LECKER!

BESSER ALS DAS ORIGINAL: BLUMENKOHL-GNOCCHI MIT FRUCHTIGER TOMATENSAUCE

Das Rezept ergibt eine ganze Menge leckerer Blumenkohl-Gnocchi – circa 250 Stück. Allerdings eignen sie sich wunderbar zum Einfrieren!

Auch die selbstgemachte Tomatensauce ist ein „Must-Do"! Sie passt zu jeder Art von Nudelgericht, über Fleischbällchen und zu gegrilltem Gemüse.

ZUTATEN:

1 Blumenkohl (ungefähr 1500 gr)

5 Eigelb

200 gr Mandelmehl

30 gr Kokosmehl

3 El Guarkernmehl

1 Tl Muskat

Etwas Brühe

Salz und Pfeffer

Fruchtige Tomatensauce

1 große Fleischtomate

1 El Wasser

1 Tl Knoblauch, gepresst

¼ Tl Knoblauchpulver

¼ Tl Zwiebelpulver

¼ Tl Basilikum, getrocknet

¼ Tl Oregano, getrocknet

¼ Tl Petersilie, getrocknet

¼ Tl Meersalz

¼ Tl schwarzer Pfeffer

ZUBEREITUNG:

Das Grüne des Blumenkohls vollständig entfernen und ihn anschließend zerkleinern. Einen Topf mit etwas Salz und Brühe zum Kochen bringen und den Blumenkohl darin gar kochen. Den Blumenkohl herausnehmen und abkühlen lassen.

Den abgekühlten Blumenkohl pürieren und das Eigelb, Mandel-, Kokos- und Guarkernmehl, Salz und Muskat zum Blumenkohl-Püree geben. Alles gut mit der Küchenmaschine vermengen, bis ein gleichmäßiger Teig entsteht. Der Teig sollte nicht zu feucht sein, daher ruhig noch etwas Mandelmehl hinzufügen.

Etwas Mehl auf die Arbeitsfläche geben und den Gnocchi-Teig in circa fünf gleiche Teile unterteilen. Aus den Teilen dünne Rollen formen und 1cm dicke Stücke abschneiden. Das typische Gnocchimuster lässt sich nun wunderbar mit den Zacken einer Gabel hineindrücken. Die Gnocchis auf ein mit Backpapier ausgelegtes Backblech legen. Sollten nun Gnocchis übrig sein, die nicht sofort gegessen werden, einfach in ZIP-Beutel einfüllen und einfrieren.

Einen Topf mit Wasser und etwas Salz erhitzen, aufkochen lassen und die Hitze etwas reduzieren. Sobald das Wasser nicht mehr kocht, die Gnocchis hineingeben und circa 4-5 Minuten ziehen lassen.

Für die Tomatensauce die Fleischtomate in einige gleich große Stücke schneiden. Die Tomatenstücke und das Wasser in eine beschichtete Pfanne geben und auf mittlerer Hitze für circa 10 Minuten kochen lassen. Während des Kochens die Tomaten etwas „zerstampfen“ und ständig rühren. Mit einem Pürierstab kurz pürieren, bis die Sauce die gewünschte Konsistenz erreicht hat.

Die Gewürze (Knoblauchpulver, Zwiebelpulver, Basilikum, Oregano, Petersilie, Meersalz und Pfeffer) zur Sauce geben und gut verblenden. Zudecken und bei niedriger Hitze circa 20-25 Minuten köcheln lassen. Wenn die Sauce etwas angedickt ist, vom Herd nehmen und über die Blumenkohl-

Gnocchi geben. Heiß servieren.

PHASE 3

Etwas geschmolzene Butter über die Gnocchi geben und mit geriebenem Parmesan oder Mozzarella servieren.

Kalorien: 89,0, Fett: 7,1, Kohlenhydrate: 4,6, Eiweiß: 6,2

IDEAL FÜRS BÜRO: FRISCHER ZUCCHINI-TOMATEN- AUFLAUF

Lässt sich super vorbereiten, mitnehmen und „on the go" genießen!

ZUTATEN:

3 große Zucchini

500 gr Kirschtomaten

1-2 Knoblauchzehen, gepresst

75 ml Gemüsebrühe

75 gr Frischkäse, light 0,2%

50 gr Mozzarella, light

Salz und Pfeffer

Gewürze nach Geschmack: Chili, Oregano, Muskat usw.

ZUBEREITUNG:

Den Backofen auf 200° vorheizen.

Die Tomaten halbieren, die Zucchinis in Streifen schneiden und kurz in einer beschichteten Pfanne anbraten. Mit der

Gemüsebrühe ablöschen und den Frischkäse hinzufügen

Die Knoblauchzehe und die Gewürze hinzugeben und alles für circa 10 Minuten köcheln lassen.

Die Zucchini mit der Sauce in die Auflaufform gießen und die Tomaten darüber verteilen. Den Mozzarella darüber geben und den Auflauf für 30 Minuten backen, bis der Käse eine goldbraune Farbe annimmt.

Kalorien: 164,0, Fett: 10,0, Kohlenhydrate: 3,5, Eiweiß: 12,5

BACK-MOZZARELLA MIT PAPRIKA-RAHM – DIE SCHNITZEL-ALTERNATIVE

ZUTATEN:

2 Mozzarella-Kugeln

1 Ei

2 El Mandelmehl

2 El Leinsamenmehl

Salz

Etwas Olivenöl

Paprika-Rahm

2 rote Paprika

3 Lauchzwiebeln

1 rote Zwiebel

1 Knoblauchzehe

2 El Tomatenmark

2 El 8-Kräuter (aus dem Tiefkühlfach) - natürlich gehen auch frische Kräuter!

1 Tl Paprika edelsüß

1 Tl Paprika scharf

250 ml passierte Tomaten

150 ml Wasser

Salz und Pfeffer

Stevia nach Belieben

Etwas Olivenöl

ZUBEREITUNG:

Paprika-Rahm: Das Gemüse waschen, nach Bedarf schälen, entkernen und in kleine Stücke schneiden. Die rote Paprika mit der klein gehackten Zwiebel in einen Topf geben. Etwas Olivenöl dazugeben und circa 5 Minuten scharf anbraten, bis die Zwiebeln glasig und die Paprika weich sind. Das Tomatenmark dazugeben und unter das Gemüse rühren. Kurz aufkochen lassen und sofort mit den passierten Tomaten und Wasser ablöschen. Die Gewürze zu der Sauce geben und mit Salz, Pfeffer und Stevia abschmecken. Zur Seite stellen und warm halten.

Ei in einer Schüssel aufschlagen und mit dem Schneebesen verquirlen. In einer flachen Schüssel das Mandelmehl, Leinsamenmehl, Salz und Pfeffer vermengen und beiseite stellen.

Die Mozzarellakugeln halbieren und etwas Olivenöl in einer

beschichteten Pfanne erhitzen. Die Mozzarellateile nun zuerst im Ei und dann in der Mehlmischung wenden, bis sie vollständig bedeckt, beziehungsweise „paniert" sind.

Sobald das Öl heiß genug ist, die panierten Mozzarellateile darin ausbacken, bis sie goldgelb sind. Auf einem Küchenpapier abtropfen lassen und mit der Paprika-Rahmsoße servieren. Besonders gut schmeckt ein Salat dazu!

Kalorien: 162,0, Fett: 11,5, Kohlenhydrate: 8,6, Eiweiß: 14,4

GEGRILLTER SPARGEL MIT ROSMARIN-ZITRONEN-SAUCE

Nicht nur zum Sonntagsessen ein feiner Gaumenschmaus!

ZUTATEN:

5 Stangen Spargel

Saft einer halben Zitrone mit Schale (unbehandelt)

1 Knoblauchzehe, gepresst

¼ Tl Rosmarin, getrocknet

1 Brise Knoblauchpulver

1 Brise Zwiebelpulver

Cayenne-Pfeffer nach Belieben

Salz und Pfeffer

ZUBEREITUNG:

Zitronensaft, Knoblauch, Salz und Cayenne-Pfeffer miteinander vermengen und über den Spargel geben. Etwas einziehen lassen, damit die Spargelstangen richtig „mariniert“ sind.

Eine beschichtete Pfanne erhitzen und den Spargel bis zum

gewünschten Grad grillen. Währenddessen einen kleinen Topf erhitzen und die übrige Marinade, Zitronenschale, 125 ml Wasser und die Gewürze zum Kochen bringen. Nach Belieben mit etwas Stevia abschmecken. Die geriebene Zitronenschale aus der Sauce entfernen und auf geringer Hitze etwas weiterköcheln lassen.

Die Spargelstangen auf einem Teller anrichten, die fertige Sauce darübergeben und mit frischen Zitronenscheiben garnieren. Nach Belieben mit Salz und Pfeffer nachwürzen.

Kalorien: 220,0, Fett: 15,2 Kohlenhydrate: 4,0, Eiweiß: 15,0

KNUSPRIGE BLUMENKOHL-CALZONE

Neben den Blumenkohl-Gnocchi und dem Blumenkohl-Pürree ist die Calzone ein weiteres Geschmackserlebnis, das ideal in die hCG-Diät passt. Die Blumenkohl-Calzone ist superschnell zubereitet, lässt sich gut vorbereiten und mitnehmen und die Füllung ist super variabel!

ZUTATEN:

1 kleiner Kopf Blumenkohl

50 gr Mozzarella, light, gerieben

1 großes Ei

½ Tl Meersalz, gemahlen

½ Tl Oregano, getrocknet

¼ Tl Schwarzer Pfeffer, gemahlen

6 El hCG-friendly Tomatensauce

50 gr Mozzarella, light, gerieben

1 Brise Salz

ZUBEREITUNG:

Den Backofen auf 220 Grad (Ober-und Unterhitze)

vorheizen und ein Backbleck auf mittlerer Schiene vorbereiten.

Ein Backpapier ausbreiten und mit etwas Olivenöl einfetten.

Den Blumenkohl waschen, klein schneiden und mithilfe einer Küchenmaschine ganz fein hacken, aber nicht pürieren. Den fein gehackten Blumenkohl in ein mikrowellenfestes Gefäß geben und für circa 8 Minuten gar kochen. Aus der Mikrowelle nehmen und vorsichtig auf ein sauberes Küchentuch geben. Den Blumenkohl im Küchentuch „einrollen" und auspressen, bis er kaum noch Flüssigkeit beinhaltet. Aus einem Blumenkohl kann man ungefähr 250 ml Flüssigkeit herauspressen! Das Auspressen des Blumenkohl ist sehr wichtig, da er für das Verarbeiten des Teigs absolut trocken sein sollte. Anderenfalls wird der Teig zu matschig und entwickelt keine „knusprige Kruste".

Den ausgepressten Blumenkohl in eine große Schüssel geben und das Ei, 50 gr Mozarella, Oregano, Meersalz und Schwarzen Pfeffer hinzufügen. Alles gut mit den Händen oder einem Handrührgerät verkneten, bis ein gleichmäßiger Teig entsteht.

Den Teig in drei gleiche Teile aufteilen und jedes Teil zu einer runden Form ausrollen (Pizzaboden-Form). Auf das eingefettete Backblech legen und für circa 10 Minuten backen.

Die Blumenkohl-Böden aus dem Ofen nehmen und jeweils die Hälfte einer Scheibe mit ausreichend Tomatensauce einstreichen. Mozzarella darüber geben und vorsichtig, mithilfe einer Gabel, die andere Hälfte darüber geben, damit eine Mini-Calzone entsteht. Die Ränder mit den Gabelzacken etwas aufeinander drücken.

Ein zweites Mal in den Ofen geben und für circa 12 Minuten backen. Heiß genießen!

Kalorien: 120,0 Fett: 9,3, Kohlenhydrate: 15,1, Eiweiß: 17,3

EIER MAL ANDERS: EIER-GEMÜSERAGOUT "CURRY-STYLE"

Ein idealer Begleiter zum Brunch!

ZUTATEN:

8 Eier

2 Tl Olivenöl

4 Tl Currypulver

2 El Mandelmehl

500 ml Gemüsebrühe

150 gr Sahne, light

Salz und Pfeffer nach Belieben

200 gr Staudensellerie

100 gr Champignons, klein geschnitten

Etwas Shiso-Kresse

ZUBEREITUNG:

Die Eier in kochendem Wasser für circa 9-10 Minuten hart kochen, unter kaltem Wasser abschrecken, pellen und in

Hälften schneiden.

Einen Teelöffel Olivenöl in einem kleinen Topf erhitzen und das Currypulver einrühren. Das Mandelmehl hinzugeben, einrühren und kurz anschwitzen. Mit der Gemüsebrühe ablöschen, aufkochen lassen, die Sahne hinzugeben und mit Salz und Pfeffer abschmecken.

Den Staudensellerie putzen und waschen, und in Scheiben schneiden. Mit den Champignons genauso vorgehen. Einen weiteren Topf mit etwas Olivenöl erhitzen und das Gemüse circa drei Minuten andünsten. Ebenso mit Salz und Pfeffer abschmecken.

Das gedünstete Gemüse und die halbierten Eier in die Currysauce geben, nochmals kurz etwas erhitzen, mit Shiso-Kresse und etwas Currypulver garnieren und heiß servieren.

Kalorien: 7,0, Fett: 1,3, Kohlenhydrate: 3,4, Eiweiß: 1,2

GERÖSTETE TOMATEN MIT ZWIEBEL-GARNITUR

ZUTATEN:

4 Zwiebeln, in dünne Streifen geschnitten

4 Romatomaten, in dünne Streifen geschnitten

1-2 Knoblauchzehen, in Streifen geschnitten

2 Blätter frischer Basilikum, in Streifen geschnitten

1 Brise Oregano, frisch oder getrocknet

Salz und schwarzer Pfeffer

Stevia nach Belieben

Etwas Zitronensaft, frisch gepresst

ZUBEREITUNG:

Den Backofen auf 180 Grad vorheizen. Die Zwiebelscheiben ausgebreitet nebeneinander in eine feuerfeste Form legen, mit Salz und Pfeffer würzen und etwas Zitronensaft darübergeben.

Einige Streifen vom Basilikum und Knoblauch über die Zwiebelscheiben legen. Tomatenscheiben über die Basilikum-Schicht legen und mit einer letzten Schicht

Basilikum und Knoblauch abschließen.

Die Form für 10-15 Minuten in den Backofen geben, bis die Tomaten und Zwiebeln leicht angeröstet sind. Aus dem Ofen nehmen und nochmals mit etwas Zitronensaft beträufeln. Mit Salz und Pfeffer abschmecken und heiß genießen.

PHASE 3

Eine letzte Schicht aus geriebenem Parmesan oder Schweizer Käse über die Tomaten-Zwiebel Mischung geben und goldgelb überbacken. Mit einem Klecks Schmand servieren.

Kalorien: 150,0, Fett: 14,0, Kohlenhydrate: 11,2, Eiweiß: 23,0

HCG-FRIENDLY ZOODLES-PASTA

ZUTATEN:

3 große Zucchini

Einige Sardellen, in Öl

2 Knoblauchzehen, gepresst

Einige Kapern

Einige Oliven, schwarz

Chiliflocken nach Belieben

125 ml passierte Tomaten

Etwas Olivenöl

Parmesan nach Belieben

ZUBEREITUNG:

Eine beschichtete Pfanne erhitzen und auf mittlere Temperatur reduzieren. Etwas Olivenöl hineingeben, um den Boden vollständig zu bedecken. Den Knoblauch und die Sardellen in die Pfanne geben und kurz anbraten. Der Knoblauch sollte eine leicht bräunliche Färbung annehmen und weich werden. Einige Chiliflocken, Kapern und Oliven dazugeben und ebenso kurz anbraten.

Die passierten Tomaten zum restlichen Gemüse geben und aufkochen lassen. Für einige Minuten köcheln lassen, mit Salz und Pfeffer abschmecken und zur Seite stellen.

Die Zucchinis waschen, schälen und mithilfe eines Spiralschneiders zu „Zoodles" schneiden (Spaghettiform).

Die Nudeln auf einem tiefen Teller anrichten, die mediterrane Sauce darübergeben und mit etwas geriebenem Parmesan garnieren.

Kalorien: 7,0, Fett: 1,3, Kohlenhydrate: 3,4, Eiweiß: 1,2

HCG-FRIENDLY ALTERNATIVE: NUDELN UND REIS

Die Rettung heißt Kohl - Je nach verwendetem Gewürz können verschiedene Varianten entstehen, wodurch sich unzählige Möglichkeiten ergeben!

ZUTATEN:

½ -1 Kopf Weißkohl, fein in Nudel- oder Reis-ähnliche Größe geschnitten

250 ml Gemüsebrühe oder Wasser

MEXIKANISCHE VARIANTE:

250 ml Gemüsebrühe oder Wasser

2 El Zwiebeln, fein gehackt

1 Knoblauchzehe, gepresst

½ Tl Oregano

½ Tl Cayenne-Pfeffer

1 Brise Kreuzkümmel

Frischer Schnittlauch, fein gehackt

Salz und Pfeffer

ITALIENISCHE VARIANTE:

250 ml Gemüsebrühe oder Wasser

½ Tl frischer oder getrockneter Oregano

½ Tl getrockneter Basilikum

ODER:

5 Blätter frischer Basilikum, fein gehackt

2 El Zwiebel, fein gehackt

1 Knoblauchzehe, gepresst

Salz und Pfeffer

INDISCHE VARIANTE:

½ Tl Curry

2 El Zwiebel, fein gehackt

1 Knoblauchzehe, gepresst

¼ Tl Kümmel

Salz und Pfeffer

ORIENTALISCHE VARIANTE:

½ Tl Ingwer

3 El Zitronensaft, frisch gepresst

3 El Orangensaft (optional)

2 El Zwiebel, fein gehackt

1 Knoblauchzehe, gepresst

ZUBEREITUNG:

Eine große, beschichtete Pfanne (oder Topf) erhitzen und den Weißkohl hineingeben. Mit etwas Gemüsebrühe oder Wasser köcheln lassen.

Je nach gewünschter Variante die Gewürze hinzugeben und weiter köcheln lassen, bis der Weißkohl vollständig durch ist. Eventuell noch etwas Gemüsebrühe oder Wasser nachgießen und heiß servieren.

Kalorien: 18, 0, Fett: 0,2, Kohlenhydrate: 0,4, Eiweiß: 1,2

HCG-FRIENDLY ALTERNATIVE: KARTOFFELPÜREE

Vorweg: Das „falsche Kartoffelpüree aus Blumenkohl" ist nicht ganz fettfrei – es enthält Butter. Allerdings kann die durch Olivenöl ersetzt werden, dann sind nochmal einige Kalorien eingespart!

ZUTATEN:

1 Kopf Blumenkohl

1 Zwiebel, fein gehackt

1 Tl Olivenöl

3 El Butter oder Margarine

Salz und Pfeffer

75 ml Kokosmilch

ZUBEREITUNG:

Einen großen Topf mit Wasser erhitzen und den Blumenkohl darin gar kochen. Während er kocht, eine kleine Pfanne mit etwas Olivenöl erhitzen. Die Zwiebel hineingeben und anbraten, bis sie beginnt zu karamellisieren.

Den fertig gegarten Blumenkohl aus dem Topf nehmen, abtropfen lassen und in eine große Schüssel geben. Die karamellisierten Zwiebeln, Butter oder Margarine, Salz und Pfeffer zum Blumenkohl geben. Die Butter oder Margarine über dem heißen Blumenkohl schmelzen lassen. Zum Schluss die Kokosmilch in die Schüssel geben und alles mithilfe eines Pürierstabs verblenden. Nach Belieben mit Salz und Pfeffer abschmecken und heiß servieren.

Kalorien: 283,0, Fett: 20,1, Kohlenhydrate: 10,3, Eiweiß: 11,7

HCG-FRIENDLY ALTERNATIVE: KNUSPRIGE POMMES MIT HAUSGEMACHTEM KETCHUP

Pommesliebhaber müssen dank der leckeren Kohlrabi-Pommes auch während der hCG-Diät nicht auf die knusprigen Stäbchen verzichten. Sie passen zu allerlei Fleischgerichten oder als Snack mit hCG-friendly Ketchup!

ZUTATEN:

1 Kohlrabi

1 Tl Olivenöl

Salz und Pfeffer

Gewürze nach Belieben

HAUSGEMACHTER KETCHUP:

80 gr Tomatenmark

3 El Apfelessig

1 El Zitronensaft

¼ Tl Selleriesalz

½ Tl Paprikapulver

¼ Tl Senfpulver

Brise Knoblauchpulver

Brise schwarzer Pfeffer

¼ Tl Zwiebelpulver

Salz und Pfeffer

Stevia nach Belieben

ZUBEREITUNG:

Die Kohlrabi waschen, schälen, in gleichmäßige Scheiben schneiden und die Scheiben nochmals halbieren. Am Ende sollten „pommesartige" Stäbchen herauskommen.

Die Kohlrabi-Pommes mit etwas Olivenöl in einer beschichteten Pfanne goldbraun braten. Mit Salz und Pfeffer würzen und genießen.

Tipp: Eine fettarme Variante ist die Zubereitung im Backofen. Dafür werden die Kohlrabi-Pommes mit einem kleinen Schuss Öl in eine Schüssel gegeben und in den Gewürzen „mariniert". Anschließend werden Sie im Backofen bei 200 Grad für circa 25-30 Minuten gebacken.

Für den Ketchup die Gewürze in Apfelessig und Zitronensaft auflösen lassen. Das Tomatenmark dazugeben und gut vermengen, bis eine homogene Masse entsteht. Je nach Geschmack noch etwas Wasser, Zitronensaft oder Apfelessig hinzufügen, bis die gewünschte Konsistenz erreicht ist. Mit Salz, Pfeffer und Stevia abschmecken und zu den Kohlrabi-Pommes servieren.

Kalorien: 79,0, Fett: 10,2, Kohlenhydrate: 4,5, Eiweiß: 7,2

ZULETZT WAS FÜR‘S AUGE: GURKENTÖPFCHEN MIT SCHARFER FÜLLUNG

Die perfekte Ergänzung beim Brunch, eine tolle Vorspeise für ein edles Menü oder einfach als Snack zwischendurch: Die Gurkentöpfchen schmecken besonders im Sommer wunderbar erfrischend.

Statt den Tomaten kann natürlich auch mit verschiedenen Gemüsesorten und Gewürzen experimentiert werden.

Tipp: Frische Gurken aus dem Garten oder vom Wochenmarkt verwenden!

ZUTATEN:

1 große Salatgurke

½ Romatomate, gewürfelt

Frischer Schnittlauch, fein gehackt

Knoblauchpulver nach Belieben

Zwiebelpulver nach Belieben

Paprikapulver nach Belieben

Etwas hCG-friendly BBQ-Sauce

2 El Schmand

ZUBEREITUNG:

Die Gurke mithilfe eines Sparschälers schälen und in vier gleiche Stücke teilen. Mithilfe eines kleinen Löffels leicht aushöhlen, damit kleine Töpfchen entstehen. Beiseite stellen.

Eine kleine Pfanne erhitzen und die Tomaten leicht anbraten. Schnittlauch, Schmand und Gewürze hinzugeben und kurz aufköcheln lassen. Die Hitze reduzieren und mit etwas hCG-BBQ Sauce, Salz und Pfeffer abschmecken. Die fertige Mischung in die Gurkentöpchen füllen und genießen.

PHASE 3

Etwas Parmesan, Mozzarella oder Hüttenkäse zur Tomatenfüllung geben.

Kalorien: 98,0, Fett: 3,3, Kohlenhydrate: 4,8, Eiweiß: 9,1

KAPITEL 7

OHNE BEDENKEN SÜNDIGEN: DESSERTS & KUCHEN

DESSERTS FÜR NASCHKATZEN

KNUSPRIGES APFELKUCHEN-CRUMBLE

Warmes Apfelkuchen-Crumble erinnert an Wintertage bei Oma und eine unbeschwerte Kindheit. Dieses Crumble ist absolut hCG Phase 2 tauglich!

ZUTATEN:

1 großer Apfel

3 Päckcken Stevia-Puder (Puderzucker-Ersatz)

1 Grissini-Stick

1 ½ Tl Zimt

2-3 Tl Wasser

ZUBEREITUNG:

Den Backofen auf 200 Grad (Ober-und Unterhitze)

vorheizen.

Die Kerne und den Stiel aus dem Apfel entfernen und den Apfel in kleine, mundgerechte Stücke schneiden. Ein Päckchen Stevia-Puder darüber geben. Zur Seite stellen.

Den Grissini-Stick in einen ZIP-Beutel geben, verschließen und mit Hilfe eines Nudelholzes gut zerstampfen. Der Grissini-Stick sollte vollständig zerkleinert sein.

Die Hälfte der Krümel mit einem Päcken Stevia-Puder und einem Teelöffel Zimt in einer separaten Schüssel vermengen. Etwas Wasser hinzufügen, bis eine feuchte Krümelmasse entsteht. Die Krümelmasse in eine kleine feuerfeste Form drücken. An dieser Stelle kann auch eine Muffinform verwendet werden, um Apfelkuchen-Crumble Muffins herzustellen. Die Apfelstücke auf die festgedrückte Krümelkruste geben.

Die andere Hälfte der Krümel, ein weiteres Päckchen Stevia-Puder und einen halben Teelöffel Zimt vermengen und über die Äpfel streuen.

Das Crumble für circa 15-20 Minuten backen, bis die Äpfel weich sind und die Kruste eine leicht goldbraune Farbe bekommt. Aus dem Backofen nehmen, abkühlen lassen und genießen!

Kalorien: 211,0, Fett: 7,2, Kohlenhydrate: 8,5, Eiweiß: 9,1

SÜNDIG: ERDBEEREN IN CRÈME

ZUTATEN:

250 gr frische Erdbeeren

1 Tl Milch

100 gr Quark, Magerstufe

1 Päckchen Stevia Vanille

ZUBEREITUNG:

Die Erdbeeren waschen, trocknen und in kleine Stücke schneiden.

Quark und Milch in einer kleinen Schüssel gut vermengen und mit Vanille-Stevia abschmecken.

Die Creme über die Erdbeeren geben und genießen!

Kalorien: 126,0, Fett: 8,9, Kohlenhydrate: 6,5, Eiweiß: 6,1

IDEAL BEIM FERNSEHABEND: APFEL-CHIPS

Gesünder als Kartoffelchips und mindestens genauso lecker!

ZUTATEN:

1 großer Apfel

Brise Zimt

Stevia nach Belieben

ZUBEREITUNG:

Den Apfel in schmale Streifen schneiden und mit Zimt und Stevia abschmecken.

Die Apfelstreifen auf ein Backblech legen und im vorgeheizten Backofen bei 180 Grad backen, bis sie goldgelb und knusprig sind.

Etwas abkühlen lassen und genießen.

Kalorien: 58,0, Fett: 2,2, Kohlenhydrate: 4,7, Eiweiß: 4,2

GEEISTE ORANGEN-SCHEIBEN MIT ORIENTALISCHER NOTE

Ein edler Snack, der sich auch als Dekoration für andere Desserts eignet.

Tipp: Auch Erdbeeren und Apfelscheiben eignen sich hervorragend!

ZUTATEN:

1 Orange, in feine Scheiben geschnitten

2 El Zitronensaft, frisch gepresst

½ Tl Zimt

½ Tl Stevia Vanille

1 Brise Muskat

1 Brise Nelkengewürz

1 Brise Kardamom

Stevia-Puder nach Belieben

ZUBEREITUNG:

Zimt, Stevia-Vanille, Muskat, Nelkengewürz und Kardamom vermengen. Die Orangenscheiben in etwas Zitronensaft dippen und in der Gewürzmischung wälzen.

Für einige Stunden in den Gefrierschrank legen, bis sie fest sind.

Kalorien: 47,0, Fett: 0,3, Kohlenhydrate: 12,1, Eiweiß: 0,9

VERFÜHRERISCH: FRÜCHTE MIT WARMER VANILLESAUCE

Schmeckt besonders gut mit Erdbeeren, Himbeeren, Kirschen oder einem Beerenmix!

ZUTATEN:

Frische Früchte nach Wahl

1 El Stevia

1 Vanilleschote

2 El Zitronensaft, frisch gepresst

½ Tl Apfelessig

Stevia-Puder nach Belieben

ZUBEREITUNG:

Die Vanilleschote auskratzen und das Innere mit Stevia, Zitronensaft und Apfelessig vermengen. Die Sauce in einem kleinen Topf oder in der Mikrowelle erwärmen.

Die Früchte waschen und vorbereiten. In die warme Vanille-Soße dippen und genießen!

PHASE 3

Einen Esslöffel weiche Butter in die Sauce geben und gut verblenden. Mit etwas Rum und Zimt abschmecken.

Nährwerte Je nach verwendeten Früchtesorten!

GEEISTE ERDBEEREN

Die geeisten Erdbeeren eignen sich besonders gut als Snack zu kühlen Cocktails und alkoholischen Drinks. Ein Gaumenschmaus!

ZUTATEN:

4-6 große Erdbeeren

1 El Kokosöl

Stevia-Puder nach Belieben

ZUBEREITUNG:

Das Stevia-Puder mit dem Kokosöl vermengen und die Erdbeeren in der Mischung wälzen.

Auf einem Teller mit Backpapier platzieren und in den Gefrierschrank geben. Die geeisten Erdbeeren sind fertig, wenn sie fest sind.

Kalorien: 56,0, Fett: 11,4, Kohlenhydrate: 5,5, Eiweiß: 4,8

UNGLAUBLICH VIELFÄLTIG: WARMES ERDBEER-KOMPOTT

ZUTATEN:

250 gr frische Erdbeeren, in Würfel geschnitten

2 El Zitronensaft, frisch gepresst

1 Brise Zimt

1 Prise Muskat

1 Prise Cayenne-Pfeffer

1 Prise Salz

Stevia mit Vanille- oder Schokogeschmack nach Belieben

ZUBEREITUNG:

Alle Zutaten in einem kleinen Topf zum Köcheln bringen. Gut vermengen und die Hitze reduzieren. Auf mittlerer Hitze köcheln lassen, bis eine Sauce entsteht. Nach Belieben mit etwas Minze garnieren. Warm servieren und genießen!

PHASE 3

Den Zitronensaft durch zwei Esslöffel Crème Fraiche oder Frischkäse ersetzen. Mit gerösteten Nüssen oder Schokoladenstreuseln garnieren und servieren.

Kalorien: 125,0, Fett: 0,8, Kohlenhydrate: 14,9, Eiweiss: 1,4

FÜR NASCHKATZEN: FRÜCHTE IN DUNKLER SCHOKOLADENHÜLLE

ZUTATEN:

1 Orange, geschält und in Scheiben geschnitten

oder

100 gr frische Erdbeeren, halbiert

Steviaextrakt „Dunkle Schokolade“

ZUBEREITUNG:

Die Orangen- oder Erdbeerstücke in eine Schüssel geben und mit dem Steviaextrakt „Dunkle Schokolade“ bestreuen. Etwas stehen lassen und mit einigen frischen Minzblättern servieren.

Kalorien: 113,0, Fett: 15,1, Kohlenhydrate: 7,5, Eiweiß: 6,2

KÖSTLICHKEITEN AUS DEM BACKOFEN

SAFTIGER KARAMELL-APFELKUCHEN

Schmeckt wie frisch aus Omas Backofen!

ZUTATEN:

1 Apfel

1 El Zitronensaft, frisch gepresst

1 El Wasser

1 Tl Apfelessig

1 Päckchen Stevia-Puder (Puderzucker-Ersatz)

1 Tl Zimt

1 Brise Muskat

1 El Wasser

Stevia-Karamell

Stevia nach Belieben

ZUBEREITUNG:

Den Apfel waschen, abtrocknen und in sehr dünne Scheiben schneiden. In einer feuerfesten Form anordnen, damit eine dünne Schicht entsteht.

Jede Schicht mit etwas Zimt, Muskat und Stevia-Karamell bestreuen. So lange wiederholen, bis die Form voll ist.

Zitronensaft, Apfelessig und etwas Wasser über die Äpfel geben und bei 190 Grad für circa 20-25 Minuten backen. Die Äpfel sollten weich sein, nur an der obersten Schicht etwas knusprig.

Vor dem Servieren etwas Stevia-Karamell darübergeben und heiß servieren.

PHASE 3

Etwas geschmolzene Butter über die letzte Apfelschicht geben und goldbraun backen. Vor dem Servieren einige klein gehackte Pekannüsse darüberstreuen und genießen.

Kalorien: 230,0, Fett: 15,1, Kohlenhydrate: 3,7, Eiweiß: 13,2

HCG-FRIENDLY MARMOR-KÄSEKUCHEN

ZUTATEN:

BODEN:

250 gr Pecannüsse, fein gehackt

125 gr Walnüsse, fein gehackt

30 gr Xucker/Erythritol

2 El Margarine, Raumtemperatur

FÜLLUNG:

500 gr Frischkäse, light 0,2%, Raumtemperatur

250 gr Xucker/Erythritol

1 Tl Salz

1 ½ Tl Vanille

1 Tl Zitronensaft, frisch gepresst

450 gr saure Sahne

3 Eier, Raumtemperatur

ZUBEREITUNG:

Für den Boden die gehackten Nüsse, Xucker und Margarine in eine Schüssel geben und gut vermengen, bis eine feuchte Masse entsteht. Die Masse in eine Springform geben und gut festdrücken.

Für die Füllung den Frischkäse, Xucker, Salz, Vanille, Zitronensaft und saure Sahne in eine große Schüssel geben und mit einem Handrührgerät oder der Küchenmaschine mit Knethaken vermischen. Während des Rührens die Eier hinzugeben und gut verblenden.

Ein Viertel der Füllung in eine separate Schüssel geben für den marmorierten Teil. Etwas Kakaopulver dazugeben, bis der Teig eine dunkle Farbe annimmt.

Den hellen Teig auf den Boden in die Springform geben, den dunklen Teig vorsichtig darübergeben und mithilfe der Zacken einer Gabel das typische Marmormuster hineinziehen.

Den Backofen auf 180 Grad vorheizen und eine große, mit Wasser befüllte Pfanne auf den Boden des Backofens stellen. Den Käsekuchen auf der mittleren Schiene für circa eine Stunde backen. Den Backofen ausschalten und den Käsekuchen für eine weitere Stunde im Backofen stehen lassen.

Herausnehmen, abkühlen lassen und für mindestens zwei Stunden in den Kühlschrank stellen – am besten allerdings über Nacht.

Kühl genießen.

Kalorien: 164,0, Fett: 12,0, Kohlenhydrate: 2,4, Eiweiß: 10,0

SCHMILZT AUF DER ZUNGE: ZITRONIGER STREUSELKUCHEN

Ein cremiger Genuss – besonders für heiße Sommertage!

ZUTATEN:

TEIG:

90 gr Mandelmehl

25 gr Kokosmehl

100 gr Xucker

125 gr Margarine, geschmolzen

2 große Eier

½ Vanilleschote

3 El Zitronensaft, frisch gepresst

50 ml Sahne, light

BELAG:

½ Tl Backpulver

½ Tl Natron

Etwas Salz

175 gr Quark oder Frischkäse, Magerstufe/Light

40 gr Xucker

1 großes Ei

2 Tl Zitronensaft, frisch gepresst

STREUSEL:

100 gr Xucker

1 Prise Salz

1 Prise Zimt

85 gr Margarine, geschmolzen

115 gr Mandelmehl

ZUBEREITUNG:

Eine Springform einfetten und beiseite stellen.

Mandelmehl, Kokosmehl und Xucker vermengen und anschließend die geschmolzene Margarine, das Ei, Sahne, das Innere der Vanilleschote und den frischen Zitronensaft hinzufügen. Alles miteinander vermengen, bis eine fluffige Masse entsteht. Den Teig in die eingefettete Springform füllen.

Den Backofen auf 180 Grad (Ober-und Unterhitze) vorheizen. Währenddessen Backpulver, Natron, Salz, Quark oder Frischkäse, Xucker, ein Ei und den frischen

Zitronensaft für den Belag vermengen und auf den Teig geben.

Die Zutaten für die Streusel in eine kleine Schüssel geben und mit der Hand locker verkneten. Es muss kein homogener Teig entstehen, es reicht ein lockerer Streuselteig. Den Streuselteig über den Kuchen streuen und circa für eine Stunde backen. Damit er nicht zu dunkel wird, sollte er nach circa 25 Minuten mit Alufolie abgedeckt werden.

Aus dem Backofen nehmen, abkühlen lassen und genießen.

Der Kuchen kann nach dem Abkühlen auch für einige Stunden in den Kühlschrank, bevor er verzehrt wird. So ist er gerade an heißen Tagen besonders erfrischend!

Kalorien: 7,0, Fett: 1,3, Kohlenhydrate: 3,4, Eiweiß: 1,2

SÜSSE APFEL-COOKIES

ZUTATEN:

1 Apfel, geschält und entkernt

¼ Tl Zimt

1 Brise Muskat

¼ Tl Stevia-Vanille

1 El Zitronensaft, frisch gepresst

Stevia nach Belieben

ZUBEREITUNG:

Den Apfel in kleine Stücke schneiden und mit einer Gabel zerdrücken, bis ein Brei entsteht. Den Saft abseihen und beispielsweise für einen leckeren Apfel-Martini verwenden.

Den Apfel-Brei mit Vanille-Stevia, Zimt und Muskat vermengen, bis eine gleichmäßige Masse entsteht. Aus der Masse kleine Cookies formen und auf ein mit Backpapier ausgelegtes Backblech legen. Circa 15-20 Minuten bei 180 Grad (Ober- und Unterhitze) backen, bis die Cookies goldbraun sind.

Warm genießen.

Kalorien: 46,0, Fett: 0,9, Kohlenhydrate: 0,7, Eiweiß: 10,0

KAPITEL 8

HEISSE & KALTE DRINKS, SMOOTHIES UND SLUSHIS

ABWECHSLUNG ZUM KAFFEEKLATSCH: ICED ZIMT-KAFFEE

ZUTATEN:

Frisch gebrühter Espresso oder schwarzer Kaffee

Zimt

Eiswürfel

Stevia nach Belieben

ZUBEREITUNG:

Alle Zutaten in einen Mixer geben und gut verblenden, bis das Eis zerkleinert ist. Sofort servieren und genießen.

PHASE 3

Den Kaffee mit einem Klecks Schlagsahne und einigen Schokoraspeln toppen.

Kalorien: 69,0, Fett: 5,1, Kohlenhydrate: 5,5, Eiweiß: 1,0

HCG-FRIENDLY HEISSE SCHOKOLADE „HIMBEER“

Damit Naschkatzen auch weiterhin ihre geliebte heiße Schokolade genießen können!

ZUTATEN:

225 ml heißes Wasser

Etwas Schokoladen-Stevia

Etwas Vanille-Creme mit Stevia

Himbeeraroma

ZUBEREITUNG:

Schokoladen-Stevia und Vanille-Stevia im heißen Wasser auflösen lassen. Mit dem Himbeeraroma abschmecken und heiß genießen!

Kalorien: 57,0, Fett: 1,2, Kohlenhydrate: 0,8, Eiweiß: 3,2

SÜSSER ZIMTGENUSS

ZUTATEN:

Crushed-Eis

1 Tasse Milch

Etwas Schokoladen-Stevia

Etwas Karamell-Stevia

1 Prise Zimt

Stevia nach Belieben

ZUBEREITUNG:

Alle Zutaten in einen Mixer geben und gut durchmixen. In hohe Gläser füllen und eiskalt genießen.

Kalorien: 64,0, Fett: 3,5, Kohlenhydrate: 5,0, Eiweiß: 3,0

ERFRISCHENDER HIBISCUS-SLUSHI MIT 0 KALORIEN!

Die Geheimzutat des Slushis sind die Hibiskus-Blüten. Viele haben es noch nie probiert, da es etwas absurd wirkt, die Blüten zu essen, aber der Geschmack ist einfach unglaublich!

Auch im Tee schmecken die Blüten sehr gut und geben zusätzlich ein hübsches Bild ab. Das Auge isst – beziehungsweise „trinkt"- bekanntlich mit!

Von den Hibiskus-Eiswürfeln lohnt es sich gleich ein paar mehr herzustellen. Sie machen auch in einer einfachen Limonade ordentlich was her.

ZUTATEN:

HIBISCUS-EISWÜRFEL (VARIABEL VERWENDBAR):

1 Liter Wasser

4 El Hibiskusblüten

FÜR DAS SLUSHI:

6-8 Hibiscus-Eiswürfel

120 ml Wasser

Stevia nach Belieben

ZUBEREITUNG:

Für die Hibiskus-Eiswürfel die Blüten in das Wasser geben und in eine Eiswürfelform füllen. Die Form vorsichtig in den Gefrierschrank stellen und mindestens 10-12 Stunden gefrieren lassen.

Für das Slushie die Hibiskus-Eiswürfel, circa 120 Milliliter Wasser und etwas Stevia in einen Mixer geben und gut durchmixen. Nach Belieben mit Stevia abschmecken und nachsüßen. In hohe Gläser füllen und genießen.

Kalorien: 0,0, Fett: 0,2, Kohlenhydrate: 1,7, Eiweiß: 2,1

EXOTISCHER THAI-SMOOTHIE - DAS PARADIES IN DER TASSE

Thai-Food eignet sich allgemein sehr gut während der hCG-Diät und dieser Thai-Smoothie lässt alles andere vergessen!

Die Zitronengras-Eiswürfel sind, ähnlich wie die Hibiskus-Eiswürfel, natürlich auch ideal, um andere Limonaden und Drinks aufzupeppen!

ZUTATEN:

ZITRONENGRAS-EISWÜRFEL:

1 Liter Wasser

6-8 Stangen Zitronengras

Einige Zitronenblätter (optional)

FÜR DEN THAI-SMOOTHIE:

125 ml Kokosmilch

100 gr Mango, gefroren aus der Tk

7-10 Zitronengras-Eiswürfel

1 Löffel Proteinpuder nach Wahl (zum Beispiel Vanille oder Kokos)

Stevia nach Belieben

ZUBEREITUNG:

Die äußeren zwei Schichten entfernen, da sie etwas rau sind. Die Zitronengras-Stengel in kleine Stücke schneiden und die Enden entfernen. Wenn die Enden in einem Dreieck abgeschnitten werden, können die wertvollen Öle leichter austreten.

Die vorbereiteten Zitronengras-Stücke und die Zitronenblätter in ein großes Gefäß geben und mit dem Wasser bedecken. In Eiswürfelformen füllen, vorsichtig in den Gefrierschrank stellen und 20-60 Minuten in den Gefrierschrank stellen

Die Eiswürfel herausnehmen und mit der Kokosmilch, Mangos, Proteinpulver und etwas Stevia in einen Mixer geben. Gut durchmixen, bis ein weicher Smoothie entsteht.

Kalorien: 82,0, Fett: 3,2, Kohlenhydrate: 11,0, Eiweiß: 0,9

FRUCHTIGER ERDBEER-ORANGEN-SMOOTHIE

Der ideale Start in einen anstrengenden Tag!

ZUTATEN:

Crushed-Eis

2 Orangen, geschält und in Stücke geteilt

100 gr Erdbeeren, gewaschen und halbiert

Stevia nach Belieben

ZUBEREITUNG:

Die Früchte, das Eis und Stevia in einen Mixer geben und gut durchmixen. Den Smoothie in hohe Gläser füllen und genießen.

Kalorien: 70,0, Fett: 0,2, Kohlenhydrate: 7,1, Eiweiß: 3,2

HCG-FRIENDLY LIMONADE MIT SUCHT-GARANTIE

Für diese Limonade ist es besonders wichtig, frisch gepressten Zitronensaft zu verwenden. Er ist nicht nur schmackhafter, sondern enthält auch keine überflüssigen Stoffe, die die Diät negativ beeinflussen könnten.

ZUTATEN:

450 ml kaltes Wasser

Saft einer frisch gepressten Zitrone

Stevia nach Belieben

Crushed Eis

ZUBEREITUNG:

Den Zitronensaft in ein hohes Glas geben und eventuell noch vorhandene Kerne entfernen. Stevia dazugeben und rühren, bis sich der Stevia vollständig gelöst hat. Abschmecken und eventuell noch mehr Stevia dazugeben.

Das kalte Wasser hinzufügen, die Eiswürfel in eine Karaffe geben und die fertige Limonade über die Eiswürfel geben. Eiskalt genießen.

Kalorien: 2,0, Fett: 0,0, Kohlenhydrate: 1,9, Eiweiß: 0,0

SOMMERFEELING: FRISCHE ERDBEER-LIMONADE

Funktioniert auch im Winter wunderbar – mit TK-Erdbeeren!

ZUTATEN:

Crushed Eis

100 ml Wasser

1 Tl Zitronensaft, frisch gepresst

150 gr frische Erdbeeren oder aus der Tiefkühltruhe

Stevia nach Belieben

ZUBEREITUNG:

Alle Zutaten in einen Mixer geben und gut durchmixen. Die Limonade in hohe Gläser füllen und mit einigen Minzeblättern garnieren.

Eiskalt genießen.

Kalorien: 7,0, Fett: 1,3, Kohlenhydrate: 3,4, Eiweiß: 1,2

KAPITEL 9

JETZT SIND SIE DRAN!

Sie haben nun die leckersten und besten Rezepte der hCG-Diät kennengelernt, die bereits vielen bei ihrem genussvollen Gewichtsverlust geholfen haben.

Ich zeigte Ihnen leichte Frühstücksleckerein für den perfekten Start in den Tag, sowie allerlei kreative und kohlehydratarme Gerichte für Fisch- Fleisch- und Salatliebhaber. Doch eine Diät ist nichts ohne ein paar Sünden, die dennoch nicht die komplette Kur zunichtemachen und so haben Sie auch sündig-leckere Desserts und Kuchen kennengelernt, die perfekt in das Konzept der hCG-Diät passen und ein Durchhalten garantieren.

Wie bei jeder Diätkur ist auch hier die konsequente Durchführung das Wichtigste. Doch mit den Rezepten, die ich Ihnen in diesem Buch vorgestellt habe, für jede Gelegenheit und jeden Gaumen, ist dies endlich kein Problem mehr. Achten Sie nur auf die verschiedenen Phasen und stimmen Sie Ihren Speiseplan anhand ihrer ab. So werden auch Sie bald endlich den Traumkörper haben, den Sie sich schon so lange wünschen.

Ich hoffe sehr, dass ich Ihr Leben mit den Tipps, die ich Ihnen in diesem Buch gegeben habe, verbessern konnte und würde mich, wenn Ihnen das Buch gefallen hat, sehr über eine Rezension auf Amazon freuen.

Ich wünsche Ihnen viel Erfolg bei Ihrer Gewichtsreduzierung! Kochen und probieren Sie fleißig und freuen auch Sie sich auf einen perfekten Körper. Ich weiß, dass Sie es schaffen können, genauso wie viele Menschen vor Ihnen!

Sabrina Keller

1.Auflage 2016

Lars Tiefel
Libanonstr. 85
70186 Stuttgart

7792395R00103

Printed in Germany
by Amazon Distribution
GmbH, Leipzig